健康寿命を延ばすための

ひと工夫

清岡 智

学文社

❖ は じ め に ❖

　「生活習慣病予防」「メタボリックシンドローム」などの言葉が目立つようになって久しい。最近では，ロコモティブシンドロームという言葉も定着しつつある。以前は，地球上に存在している病原菌などの外敵により死に至るケースが多くあったものが，近年では，地球上に存在しない，われわれの生活習慣が生み出してしまう要因によって健康を害して死に至るケースが激増している。医学の進歩とともに長命になり，平均寿命は年々延びているものの，健康寿命を延ばしてその差を縮めなければ，介護される本人がつらい思いをするばかりでなく，家族や地域社会や国にまでさまざまなひずみが生じてしまう。国を挙げてこの対策に取り組むことが重要であるとともに，われわれ一人ひとりが現状を認識し，健康寿命を延伸する努力をしていかなければならない。このようなことを痛感し，本書を執筆するに至った。

　厚生労働省は，国民の健康づくり対策として「1に運動，2に食事，しっかり禁煙，最後にクスリ」という標語を出し，医療機関や薬剤に頼る前に，運動や食事といった生活習慣に留意することの重要性を発信し続けている。また，健康寿命の延伸を阻害する要因として「生活習慣病の問題（メタボリックシンドローム），足腰の問題（ロコモティブシンドローム），心の問題（認知症など）」を挙げており，これらの問題をクリアーにすることが健康寿命を延ばすための鍵と

なる。

　本書では，Ⅱ章において，この３つの阻害要因の対処法について
まとめた。健康寿命を延ばすためのひと工夫として参考にしていた
だきたい。また，Ⅰ章において，生活に運動を取り入れることの有
効性や必要性について述べており，運動を取り入れることの動機づ
けになれば幸いである。Ⅲ章では，安全に取り組むために知ってお
くべき内容について述べている。生活に運動を取り入れることは健
康寿命を延ばすうえで必須であるが，反面怪我をしてしまうリスク
は高くなってしまう。予防策や怪我をしてしまった場合の応急処置
について理解しておくことが肝要である。皆様の健康寿命の延伸を
願って。

❖ 目　次 ❖

はじめに　　i

Ⅰ章　運動処方の必要性　1

1　日本人の加齢変化 ……………………………………………………… 1
2　アンチエイジングは身体組成を良好に保て …………… 3
3　こんなにもリスクの減る運動の効果 …………………… 11
4　運動はオールマイティーの薬 …………………………… 16
5　日本人の健康度（心肺機能）の現状 …………………… 19
6　運動不足がわが国の死因の第3位 ……………………… 21
7　わが国の健康づくりへの取り組み …………………… 22
8　運動処方は何歳頃から始めれば良いのか …………… 34

Ⅱ章　健康寿命を延ばすためのひと工夫　37

1　生活習慣病の問題（メタボリックシンドローム予防）……… 38
　1-1　肥満について　40
　1-2　メタボリックシンドロームの予防　45
2　足腰の問題（ロコモティブシンドローム予防）……… 53
　2-1　筋力づくり運動の必要性　55

iii

2-2　効果的な筋力づくり運動　57

3　心の問題（うつ，認知症）………………………………… 71

4　柔軟性 ………………………………………………………… 73

4-1　柔軟性の測定　74

4-2　安全で効果的なストレッチング　76

III章　安全に取り組むために　81

1　スポーツ外傷・スポーツ障害の予防と応急処置……… 81

1-1　スポーツ外傷の予防と応急処置　81

1-2　スポーツ障害の予防と治療　89

2　内科的障害への対応 ……………………………………… 91

2-1　突然死　92

2-2　熱中症　94

2-3　貧　血　98

3　救急処置法 ………………………………………………… 100

3-1　救急処置法の範囲と時間　100

3-2　救急蘇生法の流れ　103

引用・参考文献　108

I章 運動処方の必要性

1 日本人の加齢変化

　私たち日本人は、どのように加齢していくのか。特に、筋肉量や体脂肪率についての加齢変化の現状を知っておくことからはじめよう。

　図I.1～I.3は、日本人の筋肉量と体脂肪率が加齢とともにどのように変化していくのかを表したものである。全身の筋肉量は加齢とともに減少していき、特に50歳を越えるころから急激に減少する。また、体脂肪率は加齢とともにうなぎのぼりに増加していくことが分かっている。

　この加齢変化を部位別に見てみると、筋肉量に関しては、握力などの上腕前部の筋肉量は維持できている反面、脚を上げる筋肉であ

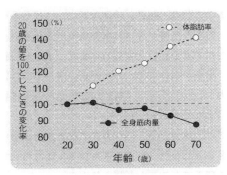

図I.1　体脂肪率と筋肉量の加齢変化
出所：福永哲夫他（2005）

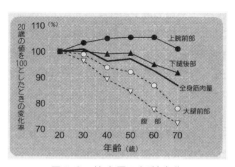

図 I.2 筋肉量の加齢変化
出所:図 I.1 に同じ

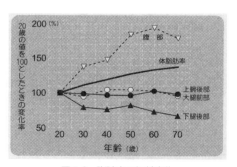

図 I.3 脂肪率の加齢変化
出所:図 I.1 に同じ

る大腿前部や腹部の筋肉量が著しく減少していくことが読み取れる(図 I.2)。脂肪率に関しては、上腕前部や大腿前部の脂肪率には加齢変化があまり見られず、ふくらはぎの下腿後部などの脂肪率は逆に減少している。体脂肪率全体を右肩上がりに押し上げているのは、ひとえに腹部脂肪の増加によるものである(図 I.3)。

もちろん，すべての日本人がこのような加齢変化をたどるわけではないが，統計上多くの日本人が加齢とともに，下肢の筋力や腹筋などの体幹筋を特に弱めながら，腹部（内臓）に多くの脂肪を蓄積させながら加齢していくのだと考えられる。

　このような加齢による筋肉量や体脂肪率への影響は，健康寿命にとっては大きなマイナス要因であり，筋肉量の萎縮はロコモティブシンドローム（運動器症候群）へと，腹部脂肪の増加はメタボリックシンドロームへとつながっていくことになる。

　すなわち，私たちが健康寿命を延ばすため（アンチエイジング）としては，次の3つに取り組むこともひとつの考え方であるといえる。

＊下肢筋肉量（老化は脚からといわれる）の萎縮の抑制
＊腹部筋肉量（弱体化すると腰痛を引き起こす恐れのある）の萎縮の抑制
＊腹部（内臓）脂肪を溜めすぎない内臓脂肪型肥満の予防

2　アンチエイジングは身体組成を良好に保て

地域住民を対象とした「中高齢者の生活習慣と健康」に関する研究から

　日本人の加齢変化から，アンチエイジングのためには下肢筋力の維持，腹部筋力の維持，腹部脂肪を溜めすぎない，といった身体組成に関する内容が示された。同様に，われわれの研究でも，加齢の要素が健康に関する項目に大きく影響していることを確認し，特に

Ⅰ章　運動処方の必要性　3

身体組成を良好に保つことが健康要素に大変重要であることを検討したので，以下に紹介する。

　在職する大学周辺の地域の方々に協力してもらい，健康のデザイン化を試みて「中高齢者の生活習慣と健康」に関する研究を行った。バックグラウンドとなる生活習慣が健康度としてどのような値を示すかの検討であった。結果として，バックグラウンドの中に年齢の要素を入れると，加齢することは健康度に大きな影響を及ぼしていることを再確認するに至った。

　図 I.4 はその研究の概略図である。生活習慣は，年齢の要素の他，身体活動量を生活習慣記録器（スズケン社製ライフコーダーEX）により測定し，記録式での摂取カロリーを調査し，各種体力テスト結果も変数とした。健康度は，主に健康度と関連の深い身体組成，動脈硬化指数，血液性状を測定した。身体組成は多周波方式の生体電気インピーダンス法高精度体成分分析装置（バイオスペース社製 In Body3.2）を用いて体脂肪率を測定し，動脈硬化指数は自動

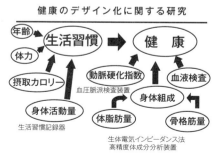

図 I.4　健康のデザイン化の研究背景

血圧脈波検査装置（日本コーリン社製 form PWV/ABI）を用いて上腕・足関節脈波速度（baPWV）を測定した。脈波速度は動脈硬化の指標として使われており，動脈の硬化が進むと脈波の伝播は速くなる（血管の伸展性が良いと脈波速度は遅くなる）ことを利用した測定方法である。血液性状は，前日の夕食後から約 12 時間絶食の後の朝に血液採取を行い，血清脂質に関する中性脂肪，いわゆる善玉コレステロールである HDL コレステロール（HDL-C），悪玉である LDL コレステロール（LDL-C），超悪玉と呼ばれているスモールデンス LDL コレステロール（sdLDL-C）を測定した。

【研究 1】身体活動量・身体組成・血液性状・動脈硬化指数の因果構造

まず，図 I.5 は，健常中高齢女性 32 名（年齢 63 ± 6 歳）の身体活動量（歩数），身体組成（体脂肪率），血液性状（中性脂肪，HDL-C，LDL-C，sdLDL-C），動脈硬化指数（脈波速度 baPWV）の因果構造を検証した構造方程式モデリングの結果である。四角で囲まれたものは実際に測定した観測変数であり，楕円で囲まれたものは潜在変数として仮定している。

一日の活動量として測定した歩数は，脂質異常症に関連する血液プロフィールに中等度の関係であるが負の相関関係を示し，中性脂肪と sdLDL-C と正の有意な相関関係が，HDL-C と負の有意な相関関係が見られた。すなわち，活動量が多いことは中性脂肪と超悪玉の sdLDL-C の値を下げ，善玉の HDL-C の値を増やし，良好な状態に向けていくことが分かる。sdLDL-C は粒子サイズが 25nm 以下の LDL-C であり，酸化されやすく動脈硬化をより引き起こしや

I 章　運動処方の必要性　5

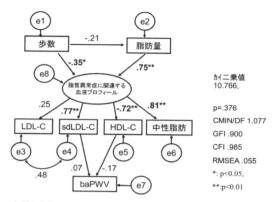

図 I.5　身体活動量・身体組成・血液性状・動脈硬化指数の因果構造
出所：清岡・市村・藤原（2006）

すい超悪玉コレステロールということで注目されている。一日の歩数を増やすことが，動脈硬化を引き起こす超悪玉の sdLDL-C を少なくしていることが本研究からも確認できている。

　ただ，動脈硬化指数である baPWV との間には有意な関係は認められず，本研究のように，対象者が健常な集団である場合は，有意な関係は表れ難いものであると思われた。

【研究2】年齢・体力要素と健康関連因子の因果構造

　次に，対象者の生活習慣に起因する体力要素を含めた因果構造を検証すべく，健常な中高齢女性30名（年齢64 ± 7歳）に対して，同様に多周波方式の生体電気インピーダンス法での体脂肪率測定と腹囲測定および血液の採取を行い，体力測定は，自転車エルゴメータ（セノー社製 V75i）を用いた有酸素能力のテストと下肢筋力のパ

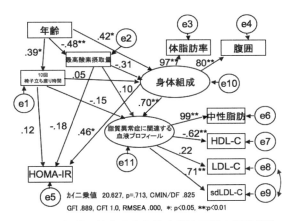

図Ⅰ.6 年齢・体力要素と健康関連因子の因果構造
出所:清岡・市村・藤原(2008)

フォーマンステストである椅子立ち座りテストを実施した。自転車エルゴメータを用いた有酸素能力テストは,自転車エルゴメータの体力測定モードを用いた推定最高酸素摂取量である。椅子立ち座りテストは,座位の状態から動作を開始し,立つ-座るという動作10回をできるだけ速く繰り返し,10回の動作に要した時間を測定した。血液性状は,前回と同様の中性脂肪,HDL-C,LDL-C,sdLDL-Cの他,空腹時血糖値(Glu)と空腹時インスリン値(IRI)を測定し,インスリン抵抗性の指標としてHOMA-IR (homeostasis model assessment-insulin resistance)を式[$HOMA\text{-}IR = IRI (mU/ml) \times Glu(ml/dl) / 405$]より算出した。

図Ⅰ.6には,構造方程式モデリングを用いた年齢,筋力(10回椅

子立ち座り時間），有酸素能力（最高酸素摂取量），身体組成，インスリン抵抗性（HOMA-IR），脂質異常症に関連する血液プロフィールの6因子の因果構造を示した。

　まず，加齢による影響がすべてに及んでいることをうかがうことができ，年齢と最高酸素摂取量，10回椅子立ち座り時間，身体組成との間に有意な関連が認められている。すなわち，年齢が高くなるほど有酸素能力や脚筋力の低下を引き起こし，身体組成を悪化させ，体脂肪率や腹囲の増加に影響していると考えることができる。

　加えて，年齢と有意な関係にある身体組成は血液プロフィールやインスリン抵抗性の指標である HOMA-IR と有意な関係を示している。これも，年齢が高くなることが身体組成を悪化させ，インスリン抵抗性を増強させ，脂質異常症に関連する血液プロフィールに影響を与え，中性脂肪値を増大させ，善玉 HDL-C を減らし，超悪玉の sdLDL-C を増加させるという関連を読み取ることができる。

【研究3】年齢と摂取・消費エネルギー量と健康関連因子の因果構造

　次に，摂取カロリーと消費カロリーを加えた因果構造を検討した。対象者は，最後まで生活習慣記録機のデータが取れた26名（年齢67 ± 4歳）の健常中高齢女性であった。測定項目は前回までの研究と同様の身体組成の測定，生活習慣記録器を用いた身体活動量の記録，血液採取，そして食事調査を実施した。生活習慣記録器により一日の消費エネルギー量を算出し，装着中の連続した7日間の食事調査（摂取した食品およびその概量の記録法）により一日当たりの平均摂取エネルギー量を算出した。

　図 I.7 は，年齢，一日あたりの摂取エネルギー量，一日当たりの

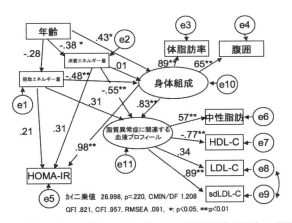

図 I.7　年齢と摂取・消費エネルギー量と健康関連因子との因果構造
出所：清岡・市村・藤原（2009）

消費エネルギー量，身体組成，脂質異常症に関連する血液プロフィール，インスリン抵抗性の 6 因子の関係を示した因果構造である。

年齢は，前回の研究と同様に，身体組成に統計上有意な影響を与え，体脂肪率と腹囲とに高い相関が見られている。また，年齢により影響される身体組成は，脂質異常症に関連する血液プロフィールとインスリン抵抗性の指標である HOMA-IR とに高い関連が認められた。潜在変数の脂質異常症に関連する血液プロフィールと観測変数（中性脂肪，HDL-C，LDL-C，sdLDL-C）とは前回までと同様の関連を示した。

エネルギー量との関連は，年齢と消費エネルギー量とは有意な負の関係が認められ，加齢とともに活動量が低下するという関連が見

られたが，年齢と摂取エネルギー量とは有意な関連は認められない
という結果であった。また，消費エネルギー量は脂質異常症に関連
する血液プロフィールと有意な関連が認められ，摂取エネルギー量
は身体組成と有意な関連が認められた。ただ，摂取エネルギー量と
身体組成の関係は負の相関であり，摂取エネルギー量の減少が身体
組成を悪化させるという特異的な結果となった。摂取エネルギーの
過多が身体組成を悪化させるという一般的な事象とは逆の結果であ
る。対象者の摂取エネルギー量を個別に見ると，エネルギー過多と
なる対象者はなく，本研究のように摂取エネルギー過多ではない健
常な対象者の場合は，身体活動量に見合ったエネルギーをしっかり
摂取することが重要であると考えられた。

　以上のように，本研究はまだまだ対象数の少ないうえでの検討で
あり，今後ますますの検討が必要であり，特に，対象者が健康に対
する意識の比較的高い健常な女性の中高齢集団であったという特異
的な例であることは否めない。ただ，世の中の多数である「健常な
中高齢女性の場合」と割り切って考えれば，次のような示唆を与え
てくれている。
・年齢は各健康関連因子と有意な相関が認められ，健康をデザイン
　するうえで加齢が大きな要素であることが確認できた。そして，
　健常中高齢女性が健康を維持していくためには，活動量を増やす
　ことや身体組成を良好に維持することが大変肝要であるといえる。
・摂取エネルギー量が過多ではない健常中高齢女性では，エネル
　ギーの過剰摂取が身体組成を悪化させるという一般的な考え方と
　は逆の発想で，身体活動に見合ったしっかりとしたエネルギー摂

10

取を勧める処方が必要であると考えられる。

・脂質異常症に関連する血液プロフィール（血清脂質）は，どの検討とも観測変数である中性脂肪，HDL-C，sdLDL-C と有意な関係が見られたが，LDL-C とは有意な関係が認められず，健常な中高齢者の健診では LDL-C よりも sdLDL-C の超悪玉コレステロールの測定を検討することがより有効ではないかと考えられた。

3　こんなにもリスクの減る運動の効果

　日常生活に運動（身体活動）を取り入れることが健康の維持増進につながることは，多くの人の知るところとなった。どれだけ実施すれば，どれだけの効果が期待できるのであろうか。

　厚生労働省が推奨している健康づくりのための身体活動基準においては，歩行運動のような身体活動を 1 日に 10 分増やすことで 3.2% のリスク低減が期待できるとされている。10 分で 3.2%，30 分がんばれば 9.6% で，一割近くの生活習慣病のリスクを減らすことができると考えると，数値化し，効果がなんとなく実感できるように思われる。

　この厚生労働省の発表は，歩行のような運動での効果を述べている。わが国の健康づくり対策については後述するが，以前の運動強度を強調した指針から，運動強度よりも運動量を主とする指針に変化してきている。体力を向上させるような強度を提示して健康につなげようという観点から，歩行のような運動でも，ある程度の量が確保されれば危険リスクを減らすことができるという考え方への変

化である。

その根拠となる研究について，次に①②③の3つの報告を紹介する。

① 歩くことでも健康づくりのための運動となる理由 ─その1─

表 I.1 は，Paffenbarger ら（1986）により報告された，ハーバード大学の卒業生を対象としたコホート研究の結果である。日常の活動量の違いが，生活習慣病の危険因子にどれだけの差をもたらすのかを報告している。週の活動量の合計が 2,000kcal 以上の人に対し，2,000kcal 未満しか活動しない人は，総死亡率の相対危険度が 1.31倍，冠動脈疾患となる危険度が 1.60 倍，高血圧になる危険度が 1.30倍になるという報告である。この報告により，運動形態を問わず，日々の活動量をある水準以上にすることが生活習慣病の予防につながるものであると理解されるようになった。週に 2,000kcal であるので，7で割り1日に 300kcal の活動量を目指すことが生活習慣病予防となる。300kcal というのは，成人にとって約1万歩の活動量に相当することが分かっており，1日1万歩運動が盛んに推奨された理由となった。

表 I.1　身体活動量と生活習慣病リスク

週 2,000kcal 未満　対　週 2,000kcal 以上	
総死亡率の相対危険度	【1.31】
冠動脈疾患の相対危険度	【1.60】
高血圧の相対危険度	【1.30】

出所：Paffenbarger, et al.（1986）

② 歩くことでも健康づくりのための運動となる理由 ―その2―

表 I.2 は，Hayashi ら（1999）により報告された，歩くことで生活習慣病の危険因子が下がるという日本人を対象としたコホート研究の結果である。大阪ガスの社員 6,017 人を対象として，6 〜 16 年追跡調査した結果によると，通勤で長く歩く人ほど高血圧という生活習慣病の発症リスクが低くなることが報告されている。通勤でほとんど歩かない人（歩く時間が 10 分以下の人）が高血圧になる危険度を 1 とすると，歩く時間が 11 〜 20 分の人は 0.88，21 分以上歩く人の危険度は 0.71 と下がった。

何も特別な運動でなくても，通勤時の歩行という習慣化された運動が高血圧の発症を予防するということであり，日常歩く時間を増やすことだけでも生活習慣病の予防につながるという，わが国民を対象とした画期的な報告であった。

表 I.2　通勤時の歩行時間と危険度（高血圧）

歩行時間	危険度
0 〜 10 分	1
11 〜 20 分	0.88
21 分〜	0.71

出所：Hayashi, et al.（1999）

③ 歩くことでも健康づくりのための運動となる理由 ―その3―

健康寿命延伸のためには，余剰脂肪を燃焼し，肥満予防も重要である。そのための運動による消費カロリーを考えるとき，歩行はどれだけの効果があるのだろうか。

ある距離を移動するのに必要な消費カロリーを考えることにす

表 I.3　移動スピードと消費エネルギーの例

	スピード （m/分）	1分間の 消費エネルギー （kcal/kg/分）	1kmの 所要時間 （分）	1kmの 消費エネルギー （kcal/kg）
早歩き	100	0.1	10	1
快適なランニング	200	0.2	5	1
レースのペース	300	0.3	3.3	1

出所：有吉正博（1999）

る。健康のために運動メニューを組み立てるとき，家からある目標
点を通って戻ってくるという計画を立てることがよくある。では，
その距離を歩いて回ってくる場合と，快適なランニングで回ってく
る場合と，レースのようなスピードで走って回ってくる場合とで
は，消費カロリーが最も多くなる運動形態は何であろうか。消費カ
ロリーの多い順に並べるとしたらどうなるのか。

　表 I.3 は，歩・走スピードと消費エネルギーの関係を示したもの
である。分速 100m 程度のスピードで歩く場合の 1 分間当たりの消
費エネルギーは 0.1（kcal/kg/分）であり，1km 移動するとすれば
10 分かかるので，掛け算をすると 0.1 × 10 = 1（kcal/kg）となる。

　分速 200m 程度の快適なランニングペースで走る場合，1 分間当
たりの消費エネルギーは 0.2（kcal/kg/分）であり，1km 移動する
とすれば 5 分かかるので，掛け算をすると 0.2 × 5 = 1（kcal/kg）
となる。

　分速 300m 程度のレースのようなスピードで走る場合の 1 分間当
たりの消費エネルギーは 0.3（kcal/kg/分）であり，1km 移動する
とすれば 3.3 分かかるので，掛け算をすると 0.3 × 3.3 ≒ 1（kcal/

kg）となる。

　すなわち，同じ距離を移動する場合，「消費カロリーの最も多くなる運動形態は何か」の答えは，「どれもほぼ同じ消費カロリー」である。

　速いペースで走れば，汗がにじむような，いかにも運動した感じがする。快適なペースのジョギングと考えると，いかにも最も健康につながるように思われる。しかし，消費エネルギーということで比べると，同じ距離を移動するのであれば，歩こうが，どんなスピードで走ろうが，消費されるカロリーはほぼ同じということになる。

　昨今のメタボリックシンドロームが流行語となるようなわが国の現状において，余剰脂肪を燃やし肥満を予防・改善することが運動処方の重要なポイントであり，日々の消費エネルギーを増やすことを考えた運動メニューが大切である。そういった意味では，あるコースを回ってくる処方を立てるのであれば，何も走らなくても歩くことで十分であるし，膝や足首への負担も軽減され，より安全な運動メニューと考えることができる。

　以上，ここでは代表的な3つの報告を概説したが，その他多くの身体活動量とリスクに関する研究が積み重ねられ，本編の冒頭に述べたように，歩行運動のような身体活動を1日に10分増やすこと（＋10；プラス・テン）で約3.2%のリスク低減が期待できるという厚生労働省の報告に至っている。

（＋10；プラス・テン）の効果

　今より10分多く身体を動かすと，死亡，生活習慣病，がん発症，

I章　運動処方の必要性　15

ロコモティブシンドロームや認知症発症のリスクを 2.8％，3.6％，3.2％，8.8％減らすことができる（トータルで約 3.2％の低減）。

4メッツ程度（メッツは運動強度の単位：後述）の歩行運動を 10 分行った場合，1日に〔（4 － 1メッツ）× 1/6時間×体重× 1.05〕kcal 余分に消費できるので，体重 70kg とすれば約 36.8kcal，1年で約 13,432kcal 消費できる計算になる。脂肪 1kg を消費するのに 7,000kcal 必要であるので，1.9kg を超える脂肪を減らすことになる。1年で約 2kg，ウエストにして約 2cm 減の効果となる。一人ひとりが＋ 10（約 1,000 歩）を目指すことは効果大である。

4 運動はオールマイティーの薬

結論からいえば，「運動は健康にとってオールマイティーの薬である」といえるのである。

表I.4 は，わが国の「現代生活における健康阻害因子」と「適度な運動がもたらす生理学的な効果」を列挙したものである。生活習慣病が大きな問題となっているわが国における健康阻害因子には，運動不足，肥満，脂質異常症，動脈硬化症，虚血性心疾患，高血圧症，糖尿病，喫煙・飲酒，精神的ストレスなど 9項目が挙げられる。

この健康阻害因子と運動の効果とを比べてみると，適度な運動というのはわが国の現代生活の健康阻害因子すべてに効くオールマイティーな薬であることが分かる。

① 運動不足：いうまでもなく運動不足は適度な運動により解消される。

表 I.4 健康阻害因子と運動がもたらす効果

わが国の現代生活における健康阻害因子
①運動不足　②肥　満　③脂質異常症　④動脈硬化症　⑤虚血性心疾患 ⑥高血圧症　⑦糖尿病　⑧喫煙・飲酒　⑨精神的ストレス
適度な運動がもたらす生理学的な効果
・血液中のコレステロール，中性脂肪，血糖値が低下する ・LDL コレステロールを減少させ，HDL コレステロールが増加する ・血管のアテローム変性が起こりにくくなる ・安静時の血圧の降下作用 ・不安，うつ症状の改善 ・心肺フィットネス，筋フィットネスの改善　等々

② 肥満：有酸素運動がダイエットに有効であることは多くの人の
　知るところである。

③ 脂質異常症：適度な運動が持つ生理学的効果で血液中の中性脂
　肪値や悪玉の LDL コレステロール値が低下し，善玉の HDL コ
　レステロールが増加することによって改善される。

④ 動脈硬化症：悪玉の LDL コレステロールが減少し，善玉の
　HDL コレステロールが増加することによって，また，血管のア
　テローム変性が起こりにくくなることによって動脈硬化を低く
　抑えることができる。

⑤ 虚血性心疾患：心臓の冠状動脈が詰まってくるという疾患なの
　で，動脈硬化症と同じ理由からも予防・改善することができる。

⑥ 高血圧症：中等度の運動には降圧効果があるという一連の報告
　があり，Urata ら（1987）は運動による降圧効果を確認している。
　田中（2003）もニコニコペースの中等度の運動には高血圧を予

防・改善する効果があると報告している。ただし，これは軽度・中度の高血圧症の場合であり重度の高血圧症の場合は，運動は禁忌となる場合が多い。

⑦ 糖尿病：適度な運動により血液中の血糖値は低下する。またインスリンの機能も改善され糖尿病の予防・改善につながる。Rheaume ら（2002）も糖尿病の治療に運動療法が非常に有効であることを報告しており，糖尿病の患者にとっては，運動処方は必須である。

⑧ 喫煙・飲酒：運動による目に見えるような効果を明確に示すことはできないが，運動習慣のある人は統計的に喫煙率の低いことが分かっている。また，適度な運動によって気分転換することによる効果も喫煙や痛飲を抑える働きをしていると考えられている。

⑨ 精神的ストレス：最近の知見で，適度な軽めの運動は精神的効果も期待でき，抗うつ効果が確認されたりしている。青木（2000）や安永ら（2002）も，高齢者を対象とした研究で，身体活動が精神的機能の改善に貢献していることを報告している。

　以上のように，適度な運動は健康阻害因子のすべてに有効であることが分かる。薬は，ある症状に効かせるために製造されるものであり，別の違った症状にも効くとは限らない。前述の健康阻害因子の多くに効くような薬は，残念ながらまだ製造はされていない。そういう意味でも，運動処方は現代社会に生活している私たちにとって，最も優れたオールマイティーの良薬であるといえる。

　ただし，運動は効きが悪いということを知っておかなければなら

ない。ある症状，例えば高血圧に効く薬は，他の症状には効かない代わりに血圧には即効性があることとなる。残念ながら，運動は適度に行ったからといってすぐに効果が期待できるというものではないことを自覚しておかなければならない。習慣化してある程度の期間継続しているうちに効果が現れてくるといったもので，即効性の面では薬には劣ってしまう。しかし，習慣化さえすればオールマイティーに効く良薬である。

5 日本人の健康度（心肺機能）の現状

　わが国の健康度（心肺機能）の現状を確認しておきたい。全身持久性能力いわゆる心肺機能は，健康度を表す指標のひとつと考えることができる。全身持久性能力の日本人の標準値からみると，男女とも20歳を前にピークを迎え，その後加齢とともに低下していく。

　全身持久性能力の指標として最大酸素摂取量が用いられるが，図I.8は，東京都立大学（2000）により報告されている体重当たりの最大酸素摂取量（mℓ/kg/min）の日本人の平均値に，厚生労働省の「健康づくりのための運動基準2006」により報告された生活習慣病予防のための最大酸素摂取量の維持目標（表I.5）を書き込んだものである。

　厚生労働省は，表I.5に示すように男性で20歳代40mℓ/kg/min，30歳代38mℓ/kg/min，40歳代37mℓ/kg/min，50歳代34mℓ/kg/min，60歳代33mℓ/kg/min，女性で20歳代33mℓ/kg/min，30歳代32mℓ/kg/min，40歳代31mℓ/kg/min，50歳代29mℓ/kg/

表 I.5　最大酸素摂取量の維持目標

	20歳代	30歳代	40歳代	50歳代	60歳代
男	40	38	37	34	33
女	33	32	31	29	28

出所：厚生労働省

min, 60歳代28ml/kg/minを健康維持のための目標値としている。この維持目標値と日本人の標準値とを比べてみると，男性では30歳代後半から，女性では20歳代後半から，標準値そのものが目標値を下回っていることが分かる。厚生労働省の維持目標は，生活習慣病のリスクを下げるために定められた目標値であり，それを下回るということは生活習慣病のリスクが高い人が多くいることを意味する。日本人の平均値そのものが生活習慣病予防のための目標値を下回ってしまっている現状であり，わが国の生活習慣病罹患者

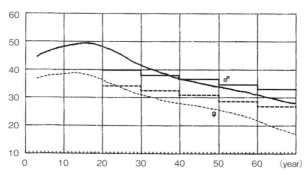

図 I.8　全身持久性能力（VO₂max）の日本人の平均値〔ml/kg/min〕
出所：東京都立大学　体力標準値研究会（2000）より一部改変

が年々増加の一途をたどる原因の一端が見えてくるようである。まさに，厚生労働省お墨付きの運動不足者を多く抱えた生活習慣病大国といった様相である。私たちはこの現状をしっかりとわきまえて日々の生活を改善しなければならない。

6　運動不足がわが国の死因の第3位

　運動はオールマイティーの薬であるにもかかわらず，日常生活の中に運動を習慣化する人の割合はまだまだ低いのが現状である。2011年に報告された世界的に権威のある医学雑誌 The Lancet の日本特集号には，死亡の要因の何と第3位が運動不足によるものと発表されている。年間5万人もの人が，運動不足が原因で亡くなって

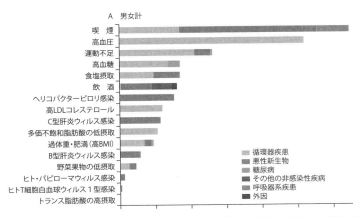

図I.9　わが国における危険因子に関連する非感染症疾病と外因による死亡数
出所：渋谷健司（2011）

いるのである（図 I.9）。

7　わが国の健康づくりへの取り組み

厚生労働省の『健康づくりのための運動指針』

　ここで，わが国の健康づくり対策の変遷を見ておくことにする。変遷を知ることによって健康づくりはどうあるべきかを感じ取ってもらいたい。わが国の健康づくり対策は，1978 年からの「第 1 次国民健康づくり対策」に始まる。1988 年からの「第 2 次国民健康づくり対策」通称アクティブ 80 ヘルスプランで，病気を呈する前から予防しようという一次予防も重要視されるようになり，2000年からの「健康日本 21」へと移っていく。

　「第 1 次国民健康づくり対策」では，早期発見・早期治療といった 2 次予防に重点が置かれた対策であったが，「第 2 次国民健康づくり対策」では，運動による健康づくりの色合いがより強くなり，栄養・運動・休養という健康づくりの 3 要素のバランスのとれた生活習慣の確立を目指した施策となった。そして，1988 年より健康運動指導士の養成が厚生労働大臣の認定事業として始まっている。この流れの中で，1996 年に従来「成人病」（1957 年に「主として，脳卒中，がん，心臓病などの 40 歳前後から死亡率が高くなり，しかも全死因の中で上位を占め，40 ～ 60 歳くらいの働き盛りに多い疾患」として提唱された）という行政用語を「生活習慣病」（食習慣，運動習慣，休養，喫煙，飲酒等の生活習慣が，その病気の発症・進行に関与する疾患群）という呼称を使うよう公衆衛生審議会にて提

言されるに至っている。2000年より実施された「健康日本21」では，いくつかの施策の中に，実際に身体運動の習慣者の増加や1日の歩行数の増加などを目指したスローガンが掲げられていた。しかし，そのスローガンどおりには至っていないのが現状である。

身体活動や運動分野に特化した取り組み

身体運動が健康づくりのために有効であるというエビデンスが報告されるようになったのは，20世紀の中期になってからである。先駆けとなる研究は，1953年のMorrisらによるロンドンバススタディであり，2階建てバスの運転手と車掌では，動き回らなければならない車掌に比べ，座ったままの運転手の方が虚血性心疾患の発症が多いことを示した。また，Karvonenらは1957年に60%および70%心拍予備強度で1カ月のトレーニングを実施したところ，後者の方でトレーニング効果が高かったことを報告している。以来，トレーニングによる体力向上に必要な運動量に着目した研究が主流となっていく。これらの流れの中で，初期の身体活動や運動による健康づくりの取り組みは，体力・運動能力改善に主眼を置いた

表 I.6　わが国における身体活動や運動分野に特化した対策

1989（平成元）年	健康づくりのための運動所要量の策定
1993（平成5）年	健康づくりのための運動指針の策定
2006（平成18）年	健康づくりのための運動指針2006 ―生活習慣病予防のために― （通称：エクササイズガイド2006）の策定
2013（平成25）年	健康づくりのための身体活動基準2013の策定

I章　運動処方の必要性　23

施策として打ち出されることになる。

　わが国における身体活動や運動分野に特化したその対策を取り上げてみると，これまでに表I.6のような所要量や指針などが発表されてきている。

健康づくりのための運動所要量（平成元年）

　わが国において最初に出された身体活動や運動に対する施策は，平成元年に発表された「健康づくりのための運動所要量」（表I.7）である。体力向上に必要な運動量の研究が主流となる中で，健康づくりのために必要な運動所要量として，年代別の運動強度と運動時間が示された。この所要量は，心肺系の体力（有酸素的体力）が高い群と低い群を比べてみると，明らかに体力の高い群の方がさまざまな健康指数が上回っているという研究報告をもとに，健康のためには心肺系の能力を高めなければいけないという考え方で定められたものである。すなわち，酸素摂取能力を高めるような運動を処方することが，健康のための運動処方であるという考え方に基づき，必要な運動強度を最大酸素摂取量の50％とし，対応する年代ごとの目標心拍数と1週間の合計運動時間を運動所要量として具体的に示したものである。

　平成元年の健康づくりのための運動所要量は，当時としては画期的で具体的な内容であったと思われるが，多くの国民に理解され普及したとは言い難いものであった。なぜならば，体力を高めることを主目的とした内容であり，よほどの動機づけを持っていなければ結構大変な処方内容であったからである。強度や時間を強調し過ぎ

表I.7 健康づくりのための運動所要量（平成元年）

目標設定した最大酸素摂取量を獲得・維持するための運動量，運動強度を最大酸素摂取量の50％とした場合の1週間当たりの合計運動時間で表した。

	20歳代	30	40	50	60
1週間の合計運動時間（分）	180	170	160	150	140
目標心拍数（拍／分）	130	125	120	115	110

注）目標心拍数は，安静時心拍数が概ね70拍／分である平均的な人が50％に相当する強度の運動をした場合の心拍数を示すものである。

運動所要量を利用する際の留意事項
　①1回の運動持続時間
　　体が有酸素運動として反応するための時間を考慮すると，少なくとも10分以上継続した運動であることが必要である。
　②1日の合計時間
　　1日の合計時間としては20分以上であることが望ましい。
　③運動頻度
　　原則として毎日行うことが望ましい。

健康づくりのために行う際の注意事項
　①健康づくりのためには，運動強度が強ければ強いほどよいというものではない。また，運動時間が長ければ長いほどよいというものでもない。過度の運動は，かえって健康を害することがあるので，注意が必要である。
　②疾病を持っている者，成人病の危険因子を持っている者及び日常の生活活動強度が著しく低い者が，健康づくりのために運動を行う場合には，医師の指導の下に行うことが必要である。
　③健康人であっても，強度の高い運動を行う場合には，医学的検査により運動により危険が生じる可能性が少ないことを確認してから行うことが望まれる。

出所：「健康づくりのための運動所要量策定検討会」報告書より一部改変

たため，運動不足の解消を目指し，運動習慣を身につけようと志しても，長続きせず，結局，運動不足になってしまうという状況を招いてしまい，広く受け入れられない結果となった。

その後，健康づくり運動の考え方は，もっと低い強度の運動でも，心肺系の体力は向上しなくても代謝系が改善されることによって健康につながるという考え方から，あまり運動強度を強調しすぎず，exercise よりも activity を重視して，時間も細切れでもよいので活動量を増やすことを強く表現する指針へと変わっていくようになる。そこで，平成5年に出された健康づくりのための運動指針では，普及させることにも重点を置いた指針となっている。

健康づくりのための運動指針（平成5年）

厚生労働省は，いわゆる運動不足が原因となる肥満，高血圧，脂質異常症，糖尿病などの増加という社会問題が高まる中，平成元年の「健康づくりのための運動所要量」に加えて，運動をもっと普及させ，親しみやすいものにすることによって，明るく，楽しく，健康な生活を創造することを目的とした指針「健康づくりのための運動指針」（表I.8）を平成5年に策定している。

この指針では，運動の内容に関するものは3行のみで，非常に簡潔な指針であるが，この3行にはいくつかの研究成果が盛り込まれている。主流となっていた体力向上に必要な運動量の研究ばかりでなく，もっと低い強度の運動でも生活習慣病のリスクが下がる（心肺系の体力は向上しなくても代謝系が改善されることによって健康につながる）という研究成果が報告されるようになってきたことを

表 I.8　健康づくりのための運動指針（平成 5 年度）

1. 生活の中に運動を
   - 歩くことからはじめよう
   - 1 日 30 分を目標に
   - 息がはずむ程度のスピードで
2. 明るく楽しく安全に
   - 体調にあわせマイペース
   - 工夫して，楽しく運動長続き
   - 時には楽しいスポーツも
3. 運動を生かす健康づくり
   - 栄養・休養とのバランスを
   - 禁煙と節酒も忘れずに
   - 家族のふれあい，友達づくり

出所：厚生労働省

契機としている。

　前述したように，Paffenbarger らは，ハーバード大学の卒業生を対象としたコホート研究で，日常の活動量の合計が 2,000kcal 以上の人に対し，2,000kcal 未満しか活動しない人は，総死亡率の相対危険度が 1.31 倍，冠動脈疾患となる危険度が 1.60 倍，高血圧になる危険度が 1.30 倍になると報告している。Hayashi らも，日本人を対象としたコホート研究で，通勤で長く歩く人ほど高血圧という生活習慣病の発症リスクが低くなると報告している。これらの報告により，運動形態を問わず，日々の活動量をある水準以上にすることが生活習慣病の予防につながるものであると理解されるようになった。週に 2,000kcal，7 で割り 1 日におよそ 300kcal の活動量を目指すことが生活習慣病予防につながることになる。300kcal というのは，成人にとって約 1 万歩の活動量に相当することが分かっており，

I章　運動処方の必要性　27

1日1万歩運動が盛んに推奨された理由となった。日本人の1日の平均歩数（平成26年度の国民健康・栄養調査によれば，男性で7,043歩，女性で6,015歩）に30分のウォーキングを加えると，約1万歩をクリアーすることができ，「歩くことから始めよう，1日30分を目標に，息のはずむ程度のスピードで」という運動指針は簡潔で今でも優れた指針であるといえる。

　運動処方の世界的発信源であるACSM（アメリカスポーツ医学会）による運動処方の指針においても，この流れを読み取ることができ，強度や時間の表記が従来の指針から表I.9のような表記に変わってきた経緯がある。従来の指針では，50～85％強度の有酸素性活動を少なくとも20分以上，週に3～5回の頻度で実施しようというものであったが，変更された指針では，中等度の身体活動を10分以上の活動で合計30分，できれば毎日実施しようという指針となった。何％の強度という表現ではなくなり，10分刻みでも良いので1日30分，中等度の身体活動が健康づくりに必要な運動量だと説明されている。すなわち，運動の強度や時間に縛られることな

表I.9　ACSMによる健康づくりに必要な運動指針の変遷

	【以前の指針】	【変更された指針】
頻　度	週3～5回	1週間のうちほとんどできれば毎日
強　度	50～85％ VO$_2$max	中等度
時　間	少なくとも20分（20～60分）	最低10分以上の活動を1日合計30分以上
様　式	有酸素性活動	身体活動

く，とにかく身体活動量を増やすことによって，生活習慣病のリスクが下がり，健康寿命を延伸させることができるというのである。

　ただ，以上のことは従来の考え方を否定しているわけではない。ぶらぶら歩きのような運動でも健康にとって無駄ではないことを示したものと考えるべきである。強度の高い身体活動により，生活習慣病の予防効果が高いという研究報告も多く，あくまでも，生活習慣病の予防効果は，「身体活動の強度」×「実施した時間」の身体活動量に従って上昇すると考えるべきである。要するに，日常の身体活動量を増やすことが健康のために大変重要であり，可能であれば，ある程度以上の強度の運動を実施することが，生活習慣病予防のためにより効果の高い運動処方であると考えておくことである。

　平成5年の指針は，運動の普及，親しみやすさをねらった内容であったが，残念ながら広く国民に浸透したとはいえず，平成18年に新たな指針が策定されることになる。

健康づくりのための運動指針2006（平成18年）

　厚生労働省は，一向に改善されない生活習慣病の増加対策，および国民の運動不足解消のため，平成18年に新しい健康づくりのための運動指針を発表した。平成5年の運動の内容に関しては3行だけの簡潔な指針から，健康づくりに必要な身体活動量を週23エクササイズとするという少し難解な指針となった（図I.10）。以前の変更で，運動強度や時間を強調した指針から，活動量を増やすことを前面に押し出した指針へと移ってきたが，ここに至って，また運動強度の重要性も組み込まれた内容となっている。これは，近年の

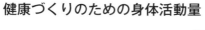

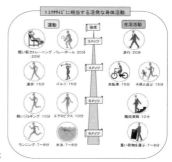

図 I.10　平成 18 年の「健康づくりのための運動指針 2006」
出所：厚生労働省（2006）

国内外の研究成果によるエビデンスをもとに策定されたもので，世界的な流れとも同期している。ACSM でも，2007 年に改定された新しい指針では，表 I.10 に示すように，運動の強度に関する内容が列挙され，頻度や回数も明記され，筋力増強運動も明確に示されたものとなっている。

わが国の平成 18 年の指針では，身体活動を「運動」と「生活活動」に分け，「運動」を体力の維持・向上を目的として計画的・意図的に実施するものとし，「生活活動」を運動以外のものをいい，職業活動上のものも含むとしている。そして，3 メッツ以上の強度の身体活動を数えることにしている。

「メッツ」とは，身体活動の強度を安静時の何倍に相当するかで

表 I.10　ACSM による健康な成人を対象とした身体活動指針 2007

①健康を維持するため，18 〜 65 歳の成人は身体的に活発なライフスタイル
　を維持すべきである。

②中等度の有酸素運動を週に 5 回最低 30 分，または高強度有酸素運動を週
　に 3 回最低 20 分以上行う。

③中等度，高強度の有酸素運動を組み合わせてもよい。例えば，ウォーキン
　グ 30 分を週 2 回行い，ジョギング 20 分を別の日に 2 回行うことも可能。

④これらの中等度〜高強度身体活動は，頻繁に行われる日々の軽作業
　（例：身支度，皿洗い，デスクワーク）や短時間の運動（例：ゴミ出し，駐
　　車場への徒歩での移動）に加えて行われる。

⑤中等度身体活動（一般的に活発な歩行程度で得られ，心拍数が目立って上
　昇する状態)において,30分までは10分以上の運動を複数加算してもよい。

⑥高強度身体活動はジョギング程度の運動であり，頻回呼吸と著しい心拍数
　の上昇が認められる。

⑦上記に加えて，筋力・筋持久力を維持・増強させるような大筋群を使った
　運動を少なくとも週 2 回行う。

⑧身体活動と健康には量−反応関係が認められることから，より高い体力を
　得るため，また，慢性疾患のリスクを軽減させるため，もしくは不健康な
　体重増量を予防するためには，推奨量以上の身体活動を行うことがよい。

出所：ACSM によるもの一部改変

表す単位であり，安静座位の状態が 1 メッツである。普通歩行が 3
メッツ，軽いジョギングが 6 メッツとなる。この身体活動の強度
の単位「メッツ」に時間を掛けて身体活動の量の単位にしたものを
「エクササイズ（Ex）」としている。普通歩行程度の 3 メッツの身体
活動を 1 時間行った場合は，3 × 1 で 3 エクササイズ，ジョギング
程度の 6 メッツの身体活動を 30 分行った場合は，6 × 1/2 で 3 エ
クササイズとなる。

　そして，1 週間の中で身体活動量の合計が 23 エクササイズを目

標にしよう，そのうち4エクササイズは運動を実施しようというのが「健康づくりのための運動指針2006」である。

　「運動指針2006」は，国民の疾病構造が糖尿病，高血圧，高脂血症などの生活習慣病に変化し，それらの基礎病態であるメタボリックシンドローム対策が大きな問題となってきている背景のもと，「活発な身体活動を行うと，消費エネルギーが増えて身体機能が活性化することにより，糖や脂質の代謝が活発となり，内臓脂肪の減少が期待でき，その結果，血糖値や脂質異常，血圧の改善により生活習慣病の予防に効果がある」という考え方を基本としている。また，運動による消費エネルギーの増加のみでなく，体力の向上も生活習慣病の予防に効果があるという考え方である。そして，身体活動や運動が生活習慣病に与える影響に関するいくつかのエビデンスを基に，生活習慣病の発症リスクが低くなる具体的な身体活動量の目標が設定されたものである。

　この指針においては，3メッツ以上の身体活動を数えることになっているが，3メッツ未満の身体活動が健康のために不要であるというわけではないとされている。3メッツ未満の身体活動となると記憶されず思い出せないという理由からであり，普通歩行以下の強度の身体活動が生活習慣病予防にならないというのではなく，やはり身体活動量を増やすことも大切であり，その点も理解しておく必要がある。

　また，身体活動量のエクササイズがどの程度のエネルギー消費量（kcal）に相当するのかを計算したい場合は，次のようなエクササイズからの簡易換算式が提示されており，エクササイズに1.05と

いう指数を掛け，さらに体重を掛け算することにより求められる。

$$エネルギー消費量(kcal) = 1.05 \times エクササイズ(メッツ・時) \times 体重(kg)$$

健康づくりのための身体活動基準2013（平成25年）

2006年の指針策定から6年以上経過し，身体活動・運動に関する新たな科学的知見が蓄積されてきたこと，旧基準の策定後も日本人の歩数の減少が指摘されていること，このような状況を踏まえ，身体活動・運動の重要性について普及啓発をより一層推進する必要から，旧基準の改定が行われ，2013年に新たな基準が公表された。新基準では，大まかなところは旧基準と同様であるが，身体活動量

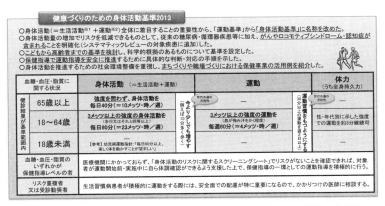

図 I.11　平成25年の「健康づくりのための身体活動基準2013」
出所：厚生労働省（2013）

I章　運動処方の必要性　33

として使った「エクササイズ」という表記は馴染まないとし，単に「メッツ・時」としている。旧基準で採用した生活習慣病のリスクに加え，がん，ロコモティブシンドローム，認知症のリスク低減も含めた検討がなされ，子どもから高齢者までの基準が設定されている。18歳未満については，十分な科学的根拠が少ないため定量的な基準は設定せず，積極的に身体活動に取り組み，子どもの頃から生涯を通じた健康づくりを身につけさせることの重要性が示されている。18〜64歳は，旧基準と同様に3メッツ以上の身体活動を23メッツ・時／週（または歩行以上の強度の身体活動を毎日60分）行う，運動を4メッツ・時／週行うことが推奨されている。65歳以上の高齢者には，強度を問わず，身体活動を10メッツ・時／週（または身体活動を毎日40分）行うことを推奨している（図 I.11）。

8　運動処方は何歳頃から始めれば良いのか

　痛みなく無自覚に進行し，QOL（生活の質）の低下を招き，やがて死に至る生活習慣病の急激な増加が大きな問題となってきている今日，また，筋力低下によるロコモティブシンドロームが問題視されるようになった今日，健康を維持するための運動処方は大変重要であるといえる。それは，国民一人ひとりがその重要さを理解しておかなければならないものである。ところが，現実はどうであるかというと，若者の多くや，まだ不健康さをあまり感じていないような人は，その重要性を認識していないことが常である。また，中年期になって少し不健康さを感じ始めていても，まだ「自分に限っ

ては大丈夫だ」などという勝手な自信のもとに運動処方に真剣に取り組まない場合が多く見受けられるのが現状である。大学での講義や，講演会，公開講座などでの経験では，運動処方の話を真剣に聞いてくださるのは，ある程度年を取られて老化を意識し始めている人たちである。特に学生あたりでは「まだ興味ないよ！」という顔をされてしまう。そんな学生たちには，私は次の話から始めることにしている。

　図 I.12 は，成長期後の一般的な老化曲線（実線）と，運動処方を実践した場合の老化曲線（点線，破線）と，健康寿命の模式図である。人は，生まれてから成長し，そして老化していく。その成長曲線や老化曲線は一定ではなく，機能によってもさまざまであろうが，例えば図のような老化曲線を描けるとする。何が適度かという話は後述することにして，報告されているいくつかのエビデンスから，いわゆる適度な運動を処方すると老化の右肩下がりが抑制されることとなる。図の実線が特に運動処方をしない場合の一般的な曲

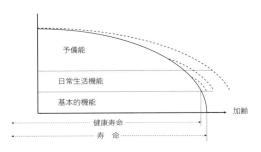

図 I.12　運動処方を採り入れたときの老化曲線

線であるとして，中高齢者が自分の健康に気遣うようになって運動処方を始めると，図中の点線部分のように，何もしない人より右肩下がりが緩やかとなる。その右肩下がりは，もっと若い時から始めれば違う曲線になり，さらに，老化の始まる青年期から意識して運動処方を取り入れれば，もっと違う曲線（図中の破線）を描くことになる。成長期においても，老化に移行する頂点部分がより高い所に位置するように運動処方を取り入れておけば，さらに違った老化曲線を引くことができる。すなわち，どの年齢においても運動処方は重要であるということである。

　運動処方の成果であるこの曲線は，健康寿命が長くなるということも大きな利点であるが，それとともに，各年齢で運動処方を取り入れない場合に比べて高い能力を維持していられるということも大変重要であろうと考えている。実際に，机上のようにはいかないまでも，こうやって描いてみると，運動処方に取り組んだ場合とそうでない場合とでは大きな違いを感じ取ることができるであろう。

　学生には，「多くの諸機能の老化が始まる学生期の今から意識して運動処方を続ければ，全然違った人生の曲線を描くことになる」ということを授業の最初に示し，運動処方の重要性に関心を強く持ってもらえるよう力説することにしている。読者の皆様も，どんな年齢の方であれ，「今から」運動処方を実践することが肝要であることを理解していただきたい。

II章 健康寿命を延ばすためのひと工夫

　I章において，運動処方の必要性について述べた。個々人が健康寿命を延ばしていくためには，身体組成を良好に保つよう，特に，下肢と腹部の筋肉量の萎縮の抑制と腹部への脂肪の蓄積を抑えることがポイントであると考えている。結果的には，身体組成を良好に保つことにつながる内容に近いものであるが，厚生労働省では別の言い方をしており，健康寿命の延伸を阻害する要因を3つ挙げ，これらの問題をクリアーにすることが健康寿命の延伸につながるとしている。厚生労働省の挙げた健康寿命の延伸を阻害する要因は，表II.1 に示すように「生活習慣病の問題」「足腰の問題」「心の問題」であり，本章ではこの3つの阻害要因ごとに説明していくことにする。

表II.1　健康寿命の延伸を阻害する要因

生活習慣病の問題 　　がん，心疾患，脳血管障害，糖尿病 　　内臓脂肪症候群（メタボリックシンドローム）
足腰の問題 　　筋力低下，転倒骨折，膝痛，腰痛 　　運動器症候群（ロコモティブシンドローム）
心の問題 　　うつ，認知症

出所：厚生労働省

1 生活習慣病の問題（メタボリックシンドローム予防）

　メタボリックシンドロームという言葉を頻繁に見聞きするようになり，太っている人をメタボと呼ぶように，太っている人の代名詞のように使われることが多くなった。メタボリックシンドロームは内臓脂肪症候群とも呼ばれ，内臓脂肪の蓄積により，脂質異常，高血圧，高血糖などの生活習慣病の重なりが起こっている症状をいう。その基準を表Ⅱ.2に示しておく。

　メタボリックシンドロームの人はどれだけの危険因子を持っているのだろうか。図Ⅱ.1は，危険因子の数と心疾患の発症リスクを示したものであるが，その危険因子が少ない人と比べて心疾患の発症率がかなり跳ね上がってしまうという報告である。

　内臓脂肪型肥満に高血糖や脂質異常，高血圧などの危険因子が絡

表Ⅱ.2　メタボリックシンドロームの診断基準（2005）

内臓脂肪（腹腔内脂肪）蓄積		
ウエスト周囲径（腹囲） （内臓脂肪面積　男女とも≧100cm2に相当）	男性≧85cm 女性≧90cm	
上記に加え以下のうちの2項目以上		
中性脂肪（TG） 　かつ／または	≧150mg/dl	
HDLコレステロール（HDL-C）	<40mg/dl　（男女とも）	
収縮期血圧 　かつ／または	≧130mmHg	
拡張期血圧	≧85mmHg	
空腹時血糖	≧110mg/dl	

出所：厚生労働省

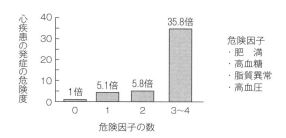

図Ⅱ.1 危険因子の数と心疾患の発症
出所：Nakamura et al.（2001）より

み合ってくると，それぞれは投薬が必要なほどの症状でなくても，生活習慣病の危険度が高くなってしまうため，メタボリックシンドロームという「病名」を付け，何らかの予防策を講じることが望まれるようになってきた。厚生労働省では，このメタボリックシンドローム対策の一環として，平成20年度より「特定健診・保健指導」という制度改革を行い，従来のように疾患になっている人を見つけて早期治療を促すのではなく，疾患の一歩手前にいるリスクのある人を選び，運動や食事で改善させるよう保健指導を導入する対策をとっている。そして，「1に運動，2に食事，しっかり禁煙，最後にクスリ」という標語のもとに，医療機関や薬剤に頼る前に，運動や食事といった生活習慣を改善させ，メタボリックシンドロームの予防に重きを置いた施策が進められ，現在に至っている。

1－1　肥満について

　痛み無く，無自覚に進行し，QOL の低下を招き，やがて死に至る生活習慣病は超高齢社会を迎えたわが国にとって非常に重要な問題で，いまや国を挙げてその対策に取り組んでいかなければならなくなっている。中でも，肥満に関する問題は，生活環境や食生活が急速に欧米化してきたわが国にとって最重要項目のひとつである。生活習慣病（メタボリックシンドローム）を問題とする本項において，まずこの「肥満」について取り上げることにする。

　りんごダイエット，パイナップルダイエット，葡萄ダイエット，ゆで卵ダイエット，こんにゃくダイエット，黒酢ダイエット，豆乳ダイエット，低炭水化物ダイエット，低脂肪ダイエット，低インシュリンダイエット，アミノ酸ダイエット，………，わが国は数年前より空前のダイエットブームが起こっており，数々のダイエット方法が紹介され，ダイエット用のサプリメントや磁気，低周波などさまざまなダイエット産業が生まれている。実に結構なことであるが，この中で真に生活習慣病予防につながるものはいくつあるのだろうか。経験した人にとっては，その効果がどの程度であったか痛感させられたことであると思う。特に，「短期間に数キログラムやせる！」というようなうたい文句は，たとえその体験談が真実であったとしても，それは体水分が失われるだけであり，余剰脂肪が減少した結果ではない。理論上，脂肪で 1kg やせるためには次のような運動量が必要であり，水分が失われただけの減量ではすぐにリバウンドしてしまうであろう。

・脂肪1kgが燃焼するために必要なカロリーは，7,000kcalである。

・体重50kg程度のマラソン選手がフルマラソン（42.195km）を完走したときの消費カロリーは，約2,500kcalである。

・運動で脂肪を燃焼させるためには100km以上走ってやっと1kgの減量となるほどの大変な努力が必要である。

① 肥満の定義

肥満とは，単に身長に対して体重が重いことをいうことではなく，一般に「身体の脂肪組織および種々の臓器に過剰に脂肪が蓄積している状態」と定義されている。すなわち，見た目で太っているだけで筋肉質タイプの場合は肥満ではなく，逆にやせていても内臓脂肪などが多量に蓄積されているような場合は肥満（隠れ肥満）である。

② 肥満の種類と生活習慣病

「肥満」であることは病気ではない。しかし，「肥満症」という言葉があるように，肥満であることは多くの生活習慣病を引き起こす原因となることが分かっている。われわれの身体にある250億個ほどの脂肪細胞は，ある程度以上に太くなると，細胞内に脂肪を溜め込むだけではなく，脂肪細胞自体が各種の遺伝子"アディポサイトカイン"を放出することが分かってきている。アディポサイトカインの中には，動脈硬化を引き起こす遺伝子，高血圧を引き起こす遺伝子，糖尿病を引き起こす遺伝子などがあり，これらが内臓脂肪から放出されていることも解明されてきている。すなわち，肥満であることは，たとえ症状が現れていなくても，近い将来生活習慣病を呈する確率が非常に高い状態であるといえる。

肥満の種類には，さまざまな分け方があり，上半身型／下半身型，りんご型／洋ナシ型，内臓脂肪型／皮下脂肪型などと呼ばれている。生活習慣病という観点から特に問題となる肥満の種類は，内臓脂肪型であり，上半身型，りんご型がそれに当たる。栄養の過剰摂取や運動不足な生活習慣は，内臓脂肪の蓄積を招き，脾臓から出されるインスリンの効きを悪くしてしまう（インスリン抵抗性）ため，脾臓からはたくさんのインスリンを出すようになり（高インスリン血症），多くの合併症を引き起こす機序となる。

③ 肥満の判定

　肥満度を判定するには，身長と体重とから計算する指数（ローレル指数，ブローカ指数，BMI，など）が用いられてきた現状がある。しかし，肥満の定義は「過剰に脂肪が蓄積している状態」であるので，身長や体重といった体格から判定されるのではなく，正確には体脂肪率を測定し判定すべきである。

　体脂肪率を測定する方法には，水中体重測定法，体水分法，体内40K測定法，二光子吸収法，二重X線吸収法，中性子賦活法，CTスキャンやMRIなどを使った画像法，近赤外線法や近年流行の体内電気伝導度測定法（インピーダンス法）などがある。インピーダンス法は，身体の脂肪組織と除脂肪組織とでは電気伝導度が違うことを利用して体脂肪率を推定しようとする機器であるが，その測定精度にはばらつきがあり，いくつかのメーカーから実用化されているものの，まだまだ問題点も多いのが実態である。また，上記した他の測定法は特別な測定器が必要であるなどの理由で簡便に測定できる方法ではない。

そこで，肥満度の判定は本来体脂肪の量を測定すべきところ，現状では，簡易的に判定することができ，統計上の信頼性もある程度高いとして，日本肥満学会では BMI（body mass index）という指数を用いて肥満度を判定することに決めている。

BMI による肥満の判定

　BMI は，次式で計算され，その判定基準を表に示した。

$$BMI = 体重（kg）÷ 身長（m）÷ 身長（m）$$

　表 II.3 に示すように 1997 年に WHO から肥満判定基準が発表され，日本肥満学会でも 1999 年に新しい基準が定められ，18.5 以上 25 未満が普通体重（標準域）とされている。

　BMI によるわが国の肥満判定基準では BMI ≧ 25 から 5 刻みで肥満域となるが，WHO の基準では BMI ≧ 30 からが肥満域（Obese）と違っている。これは欧米人に比べ日本人は肥満体型による生活習慣病のリスクが高いためである。日本人は，BMI が 25 を超えると

表 II.3　BMI の判定基準

BMI	日本肥満学会（1999）	WHO（1997）
＜ 18.5	低体重	Under weight
18.5 ≦ ～ ＜ 25	普通体重	Normal range
25 ≦ ～ ＜ 30	肥満（1 度）	Preobese
30 ≦ ～ ＜ 35	肥満（2 度）	Obese class Ⅰ
35 ≦ ～ ＜ 40	肥満（3 度）	Obese class Ⅱ
40 ≦	肥満（4 度）	Obese class Ⅲ

出所：日本肥満学会，ＷＨＯによる基準を著者表示

高血圧や糖尿病や脂質異常症などのリスクが高くなってくることが分かっており、これは欧米人の場合と比べて極めて高いリスクである。日本人は欧米人よりも特に肥ってはいけない民族であると理解しておかなければならない。

また、わが国においては、BMIと有病率の関係が調べられており（図II.2）、男女ともJカーブを示し、BMIが22の場合に最も低い有病率を示すことが分かっている。すなわち、BMIが22となる体重が最も罹患しにくい理想体重ということになり、成人の場合身長はほとんど変化なく定数とすることができるので、BMIの計算式から理想体重を求める式は次のようになる。

$$理想体重 = 身長(m) \times 身長(m) \times 22$$

この体重にウエイトコントロールすることは、統計上最も病気に罹りにくい体型になることであり、ひとつの目指すべき方向とい

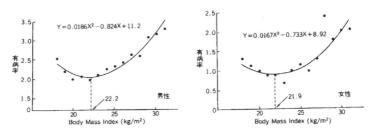

図II.2　BMIと有病率の関連

出所：Matuzawa Y., Tokunaga K. et al.（1990）

える。計算してみると，思った以上に重い値であることが分かり，ポッチャリくらいが良いことが理解できると思う。

内臓脂肪との関連の深いウエスト・ヒップ値，ウエスト周囲径による肥満判定

生活習慣病のリスクと関連の深いのは，前述したように皮下脂肪よりも内臓脂肪である。この内臓脂肪をチェックする簡易的な方法として，内臓脂肪面積と相関が高いウエスト／ヒップ値とウエスト周囲径で調べる方法がある。ウエストをヒップで割った値が（日本人の場合）男性 1.0，女性 0.8 を超えると内蔵脂肪型肥満の可能性が高い。また BMI ≧ 25 の者で，臍部で測ったウエスト周囲径が男性 85cm，女性 90cm 以上となるとかなりの確率で内蔵脂肪型肥満といえる。

1－2　メタボリックシンドロームの予防

I 章の図 I.3 に示したように，私たちは加齢に伴う腹部脂肪の増加により体脂肪率を悪化させてしまう。そして，他の生活習慣病要因が重なってくるとメタボリックシンドロームとなり，心疾患のリスクも跳ね上がってしまう。そうならないために，厚生労働省は健康寿命の延伸にはメタボリックシンドロームの予防を挙げている。ここでは，メタボリックシンドローム予防，すなわち余剰脂肪を燃やして肥満を予防するためにはどのような運動が効果的であるのかを説明していくことにする。

II章　健康寿命を延ばすためのひと工夫　45

① **筋収縮のためのエネルギー供給**

まず,われわれは日常摂取している三大栄養素を,筋収縮のためのエネルギーとしてどのように利用しているのかを説明する。図II.3は,エネルギー源栄養素の代謝経路を示したものである。筋収縮のためのエネルギーは,有酸素的エネルギーと無酸素的エネルギーに分けられるが,糖(炭水化物)は無酸素的運動でも有酸素的運動でも利用される。脂肪は,主に有酸素的過程で H_2O と CO_2 に分解されながら利用される。タンパク質は,通常は身体を構成するためのエネルギーとして利用されるのが主であるが,筋収縮のエネルギー源としても利用される。

このように,肥満予防の効果的な運動が有酸素運動であるといわれる理由は,脂肪は有酸素エネルギーとしてのみ代謝されるためで

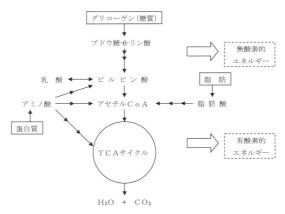

図II.3 エネルギー源栄養素の代謝経路(略図)

ある。また，タンパク質は，筋収縮のエネルギー源としても利用されるので，偏った食事制限やカロリー不足により体内に十分な栄養が補給されない場合，身体のタンパク質が利用されることになり，筋量が減少してしまうことになる。怖い話であるが，筋肉が溶けて筋収縮のエネルギーのために使われるということである。

　また，朝食を毎日規則正しく摂らない人，特にダイエットのため朝食を抜く人が結構いるようであるが，朝食を摂らないで空腹のまま活動を開始することもタンパク質が溶ける要因となる。各食事間では，夕食〜朝食の間がもっとも長く，身体にとっては朝食前が一番飢餓状態の時である（かといって夜食を摂ることはもっと身体に良くない）。朝はしっかり食事を済ませて活動を始めることが大切である。

② 肥満予防・改善に効果的な有酸素運動

　酸素供給の間に合わないような強度の高い運動では図Ⅱ.3 に示すように糖類であるグリコーゲンを分解することによってエネルギーが生み出される（他にも無酸素的なエネルギー供給過程がある）。このような運動は長くは続けることができないうえに，無酸素運動では脂肪が燃焼することは少ない。酸素供給の間に合うような軽めの運動いわゆる有酸素運動では脂肪は脂肪酸から TCA 回路に取り込まれ糖と同じようにエネルギーとして利用されることになる。脂肪は分子式自体に酸素原子が少ししか含まれていなく ［パルミチン酸で $C_{16}H_{32}O_2$（グルコースは $C_6H_{12}O_6$）］，呼吸によって取り入れられた酸素で燃やしてやらなくては糖のように無酸素では燃えてくれないのである。すなわち，無酸素的な運動では糖しか使われなく，

運動強度が軽くなり有酸素的な運動の割合が増せば、脂肪も利用されることになり、余剰脂肪を燃焼させることができるのである。では、どの程度の強度の有酸素運動が効果的であるのだろうか。

図II.4は運動強度ごとの利用される糖と脂肪の割合を表したものである。最大強度では前述したように糖しか利用されず脂肪の燃焼は起きないが、強度が低くなれば有酸素的なエネルギーの供給の割合が増加し、脂肪が利用される割合も増大してくることになる。強度が低すぎると消費カロリーはそれだけ期待できなくなり、なるだけ強度の高い、そして脂肪の利用率の高い効果的な運動強度は図II.4からおよそ50％強度であると見ることができる。すなわち肥満予防・改善のための最も効果的な運動は50％強度の有酸素運動ということになる。

さて50％強度の運動とは実際にどの程度の運動になるのか。運

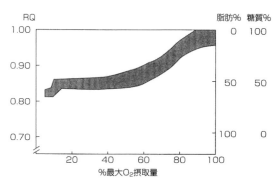

図II.4　運動強度と糖、脂肪の燃焼比
出所：Å strand, P.O., et al.（1970）

動処方には自覚的運動強度という指標（「楽である」とか「きつい」とかという指標）があり，50％強度の運動は「ややきつい」少し前程度の運動であり，快適なスピードのランニング，最近流行の速歩でのウォーキングなどがちょうどそれに当たると考えられる。Ⅰ章で，移動距離が同じであれば，走っても歩いても消費エネルギーはほぼ同じであることを説明したが，背筋を伸ばし，大またで1秒間に2歩のペースで歩くウォーキングエクササイズは最適な脂肪燃焼運動のひとつであるといえる。

　他の運動形態で50％強度の運動を知りたい場合は，運動強度と比例関係にある心拍数に置き換えてみることもでき，年齢ごとの50％強度の心拍数は次式で計算することができる。

$$目標心拍数＝（最高心拍数－安静時心拍数）\times 0.5＋安静時心拍数$$
$$［最高心拍数は（220－年齢）で計算する］$$

　最高心拍数は，トレーニング効果の影響をあまり受けないとされており，運動不足の人も，運動習慣のある人も，成人になったらほぼ220－年齢で計算して差し支えない。

③ 肥満予防・改善に効果的なレジスタンス運動

　レジスタンス運動いわゆる筋力トレーニング的な運動は肥満予防の運動とは関係のないものとして長い間考えられてきた。重い負荷でトレーニングすることは，脂肪の燃焼は考えられず，負担が強くて健康のための運動としては適さないという考え方からであった。しかし，近年になって，レジスタンス運動が肥満の予防や改善のた

めにも必要であると理解されるようになった。それは，レジスタンス運動はその主目的が骨格筋量の増大にあり，その筋量の増加に見合って安静時代謝量の継続的な上昇が期待できるからである。すなわち，レジスタンス運動によって代謝量の高い肥りにくい体質に変化させることが可能となるのである。効果的なレジスタンス運動については，次項の2. 足腰の問題（ロコモティブシンドローム予防）の項で説明する。

　述べてきたように，肥満予防・改善には，適切なダイエットとともに，余剰脂肪を燃焼するための有酸素運動と，筋量を増大させ代謝量を高める体質改善のためのレジスタンス運動が大切である。

④ リバウンドのないダイエットの実際

　必要以上の食事制限や偏ったダイエットを行うと，体重の減少が速やかに起こる。そのためこの方法は一見非常に効果的に見え，「簡単にやせられる」といった魅惑的なキャッチフレーズのダイエット法が紹介され，多くの女性（最近は低年齢，また，男性にまで広がってきている）が失敗を経験している。間違った食事制限に頼りすぎる運動を伴わないダイエットは，確かに体重は減っても，身体組成のうち主に水分や筋肉などの除脂肪体重が減少し，肝心の体脂肪の減少を期待することはできない。短期間の減量はこの水分の喪失が大きく，通常の食事に戻ると水分はすぐ補給され，あっという間に体重が戻るというウエイト・サイクリングを起こしてしまう。また筋肉が減少すると代謝が低下し，少しの食べ過ぎが脂肪として蓄積されやすくなってしまう。すなわち，生活に必要なだけのカロリーは規則正しくきっちり摂取し，運動による消費カロリーを

表II.4　望ましいダイエットプログラムの基準

＊運動と栄養のバランスが重要である。
＊栄養所要量を満たすよう適切に調整された食物をとるためには，健常な成人では，1日当たり1,000kcal以下にカロリー制限をしないこと（子供，高齢者，競技者などは別）
＊負のカロリーバランスは，徐々に体重を減らしていけるように1日当たり500〜1,000kcalを下回らない程度とすること（最大の減量は週に1kgまでである。）
＊食物摂取に関わる不適切な食習慣をはっきりと認識させ，止めたりするための方策をとること。
＊達成できた減量体重を維持できるように，新しい食習慣と運動習慣が継続されること。

出所：ACSMによるもの一部改変

増大させる正しいダイエットが実行されなければリバウンドのない健康なダイエットとはいえない。表II.4は，アメリカスポーツ医学会（ACSM）が推奨する基準を日本人向けに改良してみたダイエットプログラムの基準である。表II.4にもあるように，負のカロリーバランスは1,000kcalを限度とすべきで，それ以上の急激な減量は身体に負担をかけすぎることになる。脂肪1kgを燃やすのに約7,000kcal必要であるので，1日1,000kcalの負で1週間に7,000kcal，すなわち1週間に1kgの減量が限度となる。朝食を抜かず3食規則正しく，1日に少なくとも1,000kcalは摂取し，1日に1,000kcal以下の負となるように運動を実施することが肝要である。

⑤ 有酸素運動の後はクールダウンが必要

　ある程度の時間，有酸素運動を実施した後は，クールダウンが必要なので必ず実施することを心がけなければならない。表II.5は，

II章　健康寿命を延ばすためのひと工夫　51

有酸素運動後の整理運動，特にクールダウンの必要性をまとめたものである。

　運動中は，筋ポンプ作用により心臓への還流血液量が増加し，運動に必要な血液量が循環されている。急に運動を停止し筋ポンプ作用が止まると，還流血液量は一気に減少し，脳貧血や血圧低下を引き起こす恐れがある。ジョギングなどの後に急に立ち止まった時，ボーっと立ちくらみを起こしてしまった経験のある人も多いと思う。転倒などしてしまって頭部を打撲しては危険なので，やはり筋ポンプ作用を徐々に収めていくクールダウンが大切となる。

　また，運動による換気が残っているのに急に運動だけ止めてしまうと，二酸化炭素を吐き過ぎ過換気状態となり，筋の痙攣や血圧低下や呼吸不順を起こす恐れがある。

　最も危険なケースとして突然死の恐れもある。有酸素運動を続けている間は，脂肪もエネルギー源として使われるため，血液中に脂肪が溶け出し，遊離脂肪酸（FFA）の血中濃度が上がっている。このFFAの血中濃度が高い状態が不整脈を起こす機序となることが知られている。スポーツ活動中の突然死は，ランニング時に多く，

表II.5　有酸素運動の後のクールダウンの必要性

・筋ポンプ作用の停止により還流血液量が減少し，脳貧血，血圧低下等でめまいや失神を起こす恐れがあるので
・換気だけが盛んなまま残り，体内CO_2量不足となり（過換気）血液PHが上昇し，筋の痙攣，血圧低下や呼吸不順を起こす恐れがあるので
・突然死（FFA増加による不整脈等の機序による）を防ぐため
・使用した筋のストレッチングによる筋痛予防と筋の手入れ

中でも最も多いのはゴール直後である。しっかりクールダウンして，血中に溢れ出ている FFA を徐々に使い切ってから運動を停止すべきである。さまざまなメーカーから販売されているエアロバイクなどの健康機器も，最後は必ずクールダウンをさせるようにプログラムされており，メーカーもその必要性を認知し，事故が起こらないような対応を講じているのである。有酸素運動を長く行った後は，必ずクールダウンをすることを忘れてはならない。

　また，使った筋肉をストレッチングにより手入れしておくことも，柔軟性維持の面からみて必要なことである。

2　足腰の問題（ロコモティブシンドローム予防）

　ロコモティブシンドロームという言葉が最近使われるようになってきている。いわゆる運動器症候群のことであり，「運動器の障害のために自立度が低下し，介護が必要になる危険性の高い状態」のことを指す。Ⅰ章の図Ⅰ.2 に示したように，私たちは加齢とともに筋肉量が減少していく。特に，50 歳を過ぎる頃から腹部と脚の筋肉は著しく萎縮していく。日常生活に支障をきたす程度まで萎縮が進むと，健康寿命は短くなり，要介護状態へと進んでしまうことに警鐘を鳴らす意味合いで，2007（平成 19）年に日本整形外科学会が「運動器の健康には，医学的評価と対策が重要であることを意識づける」ために新たに提唱した言葉がロコモティブシンドロームである。

　ロコモティブシンドロームのチェックは，2009 年に「新・7つの

Ⅱ章　健康寿命を延ばすためのひと工夫　53

表II.6 ロコモティブシンドロームチェック表

□家の中でつまずいたり滑ったりする
□階段を上がるのに手すりが必要である
□15分くらい続けて歩けない
□横断歩道を青信号で渡りきれない
□片足立ちで靴下がはけない
□2kg程度の買い物（1ℓの牛乳パック2個程度）をして持ち帰るのが困難である
□家のやや重い仕事（掃除機の使用，布団の上げ下ろしなど）が困難である

出所：日本整形外科学会によるものを著者表示

　「ロコチェック」が紹介され（表II.6），7つのひとつでも当てはまれば，ロコモである心配があるとされている。

　また，ロコモ度診断として，下肢筋力を簡易的に測る「立ち上がりテスト」，歩幅を調べる「2ステップテスト」，身体の状態や生活状況を質問紙で調べる「ロコモ25」などが考案されている。「立ち上がりテスト」は，片脚で40cmの高さから立ち上がれない場合が「ロコモ度1」，両脚で20cmの高さから立ち上がれない場合が「ロコモ度2」となる。「2ステップテスト」は，バランスを崩さず大股で2歩歩いた最大二歩幅を身長で割った2ステップ値が1.3未満の場合が「ロコモ度1」，1.1未満の場合が「ロコモ度2」となる。「ロコモ度1」は筋力やバランス力が落ちてきており移動機能の低下が始まっている状態であり，「ロコモ度2」は移動機能の低下が進行しており自立した生活ができなくなるリスクの高い状態とされている。

2－1　筋力づくり運動の必要性

　ロコモティブシンドローム予防には，加齢による筋萎縮を予防するための筋力づくり運動が欠かせない。近年は，健康づくり運動として有酸素運動ばかりでなく筋力づくり運動も取り上げられるようになってきた。その理由としては2つ考えられる。

　筋力づくり運動（筋力トレーニング，あるいはレジスタンス運動）のような身体活動は，スポーツ選手が競技力向上のために行うものという認識が強く，健康づくり運動としてはあまり認知されてこなかった経緯がある。筋力づくり運動が健康のために必要な運動だと認められるようになった理由として，有賀（2006）は筋力増強などといった1次的効果に加えて，生活習慣病予防・改善などの2次的効果を上げている。筋力トレーニングの効果として，筋力の向上，筋持久力の向上，筋パワーの向上，筋出力性能の向上，骨格筋の肥大などといった1次的な効果が得られるが，それとともに2次的ないくつかの効果が理解されるようになってきている。筋肥大することによって基礎代謝が増大し，結果的に肥満の予防・改善につながり，生活の質や肩こり，腰痛，体型，姿勢，骨密度などの改善にも効果が期待できる。また，コレステロール値の改善，糖代謝の改善，腸内通過時間の短縮などといった効果も明らかとなり，生活習慣病の予防・改善にもつながることが理解されるようになってきた（表Ⅱ.7）。

　もう一つの大きな理由として，筋量の減少を抑制することによる健康寿命の延伸が挙げられる。Lexell ら（1988）は，年齢が50歳を

過ぎる頃になると，代表的な下肢の筋肉である大腿四頭筋が1年間に約1%萎縮し，減少していくことを報告している。加齢による筋委縮が進み，日常生活を営むのに必要な筋量を維持できなくなってしまえば，健康寿命が尽きてしまうことになる。ウォーキングのような運動は，メタボリックシンドローム予防などの効果をもたらす健康づくりのために必要な運動であるが，残念ながら加齢に伴う筋委縮を抑制するという目的には適さないのである。筋力トレーニングのような運動は，高齢者においても筋量の維持・増加に効果的であることが示されており，いつまでも日常生活を営むのに必要な筋力を維持していたいものである。

また，無重力下では1日に約1%の筋委縮が起こり，ベッドレストの実験では，1日に約0.5%の筋委縮が起こることも報告されている。なんと2日のベッド安静で約1%（1年分）の老化に相当す

表II.7　筋力トレーニングの効果

1次的効果	2次的効果
■　筋力の向上	■　生活の質の改善
	■　生活習慣病の予防
■　筋持久力の向上	コレステロール値の改善
	糖代謝の改善
■　筋パワーの向上	腸内通過時間の短縮
	■　肥満の予防・改善
■　筋出力性能の向上	基礎代謝の増大
	■　肩こり，腰痛の予防・改善
■　骨格筋の肥大など	■　体型，姿勢の改善
	■　骨密度の改善

出所：有賀（2006）

ることになる（福永・豊岡，2002）。「老化は脚から」といわれており，特に下肢の筋委縮を抑制し，日常必要な筋力水準をいつまでも維持し続けることが健康寿命にとって必須である。

このように，健康づくりの運動には，ウォーキングのような有酸素的な運動とともに，筋力トレーニングのようなレジスタンス運動も必要なのである。

また，実際に筋力が総死亡の相対危険度とどのような関係にあるのかを報告する研究も進み，筋力と生命予後の間には負の量－反応関係が見られるといった報告や，U字関係にあったとの報告がある。2007年には，佐々木英夫らの日米共同研究チームにより，握力が強い中高年ほど病気による死亡率が低くなるという調査結果がまとめられ，米医学誌に掲載されている。「握力が5kg強くなるごとに，死亡率は男女とも約1割小さくなる」という報告で，握力が平均値に近い集団の病気による死亡率を1とした場合，握力が強いほど死亡率が低く，弱いほど死亡率が高い傾向を各年齢層の男女で確認したと報告され，その傾向は女子より男子に顕著に認められている。握力は筋力の代表的指標であり，握力の強い人は全身の筋力も強いと考えることができる。筋力を維持する運動習慣があるかどうかが反映され，筋量の多さが糖やたんぱく代謝とも関係し，基礎代謝量の増大や生活習慣病の予防・改善につながっていると考えることができる。（図Ⅱ.5）

2－2　効果的な筋力づくり運動

ACSM（アメリカスポーツ医学会）においても，1978年運動処方

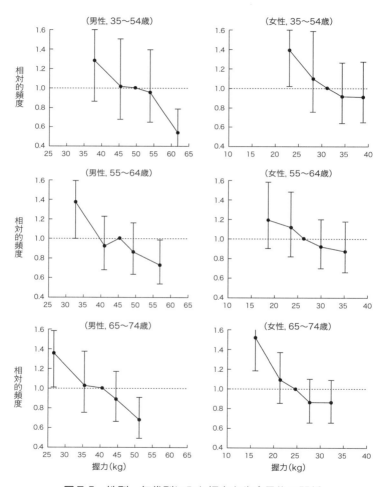

図Ⅱ.5 性別，年代別にみた握力と生命予後の関係

出所：Sasaki, et al.（2007）

のガイドラインでは有酸素運動のみが強調されていたが，加齢に伴う有酸素運動能力の低下や骨粗鬆症などは筋力・筋量の減少が影響していることが理解されるようになり，レジスタンス運動の併用が重要視され始めるようになってきた。1995年のガイドラインからはさらに具体的にレジスタンス運動が示されている。

　表II.8は，ACSMによる健康増進のための筋力づくり運動の指針をまとめてみたものである。指針では，全身の大筋群をバランスよく8〜10種目選択し，筋肥大を目的としたトレーニング内容になっている。筋肥大によって基礎代謝を上昇させ，肥満予防にもつなげ

表II.8　ACSMによる健康増進のための筋力づくり運動に関する指針

	健康な成人のための筋力トレーニングの指針
種　　目	大筋群（腕，肩，胸，腹筋，背筋，股関節，脚）を含む少なくとも8〜10種目
反復回数	8〜12RM　（低体力者は10〜15RM）
セット数	最低1セット（疲労する程度まで）
頻　　度	2〜3日／週

	高齢者のための筋力トレーニングの指針
種　　目	臨床的に関連のある筋群　8〜10種目（股関節伸展筋，膝伸展筋，足関節の底屈筋・背屈筋，上腕二頭筋，上腕三頭筋，肩，脊柱起立筋，腹筋）を含む
反復回数	10〜15RM
セット数	各種目2〜3セット（1セットでも十分か？）
頻　　度	2〜3日／週

注：RM（Repetition Maximum）：8〜12RMとはその回数しか反復ができない強度のことを意味する
出所：ACSMによるものより一部改変

ようとする指針である。高齢者では下肢を中心として8～10種目選択し，健康寿命の延伸を目指した指針となっている。加齢とともにトレーナビリティーも下がるので，高齢者ではセット数も多めに設定されている。ACSMでは，健康づくり運動として，有酸素運動に加えてこのような筋力づくり運動の必要性を唱えており，表II.8に示された筋力づくり運動はなかなか大変な内容ではあるが，筋力づくり運動として優れた指針であるので参考にしていただきたい。

① 効果的なアイソトニックトレーニングの方法

強度と回数の条件

筋力づくり運動，いわゆる筋力トレーニングは，日常生活では受けないような強い刺激を筋肉に与えること，つまりオーバーロードを加えることで発達を促すことが必要である。特に脚の筋肉はふだんから体重という大きな負荷を支えており，少しばかりの運動刺激ではオーバーロードにはならない。重心の上下動をあまり伴わない平地歩行程度では筋力の増強は望めない。オーバーロードとなるような負荷として，強度と反復回数を考えることが必要であり，どの程度の頻度で行うかも重要となる。前述したACSMの筋力づくり運動の指針もこの負荷強度，反復回数，頻度をもとにした指針である。このようなトレーニングをアイソトニックトレーニングという。

アイソトニックトレーニングの負荷強度としては，主動筋に刺激を与え，十分なトレーニング効果を期待するならば，一般的に最大筋力の50％以上の強度が必要である。

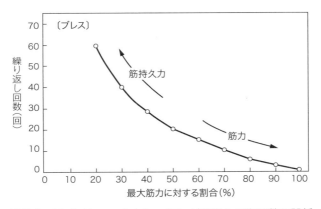

図Ⅱ.6 アイソトニックトレーニング強度と反復回数の関係
出所：勝田茂（1999）

　アイソトニックトレーニングの強度と回数の関係は，図Ⅱ.6に見られるように，軽い強度では繰り返し可能回数が多く，強い強度になるほど可能な回数が少なくなる反比例に近い関係を示す。そして，最大筋力の50％の負荷強度であれば，反復可能な回数はおよそ25回程度であることが分かっている。強度50％以上が強度の条件であるならば，繰り返し回数でみれば25回以下ということになる。すなわち，数十回も反復可能な強度では筋力トレーニングとして筋力アップの効果は期待できないということになる。腕立て伏せ運動というトレーニングは，20数回以下しかできない人にとっては筋力トレーニングとして効果的であるが，すでに数十回もできる人にとっては筋力強化とはならないのである。低い強度でのトレーニングは，筋持久力のトレーニングと考えるべきである。

また，表Ⅱ.9 に示すとおり，最大筋力を増大させるトレーニング
であっても，トレーニング強度により期待できる効果に違いがある
ことが知られている。1 ～ 2 回しか反復できないような100％に近
い筋出力でトレーニングを行うと，最大筋力は向上するが，それは
筋肥大よりも筋の集中力が高まることによる効果が強い。10 回前
後の回数で疲れるような強度でトレーニングを実施すると，筋肥大
を起こすことによる最大筋力の向上が期待できる。健康のために行
うべき筋力トレーニングは，筋肥大を起こさせ，基礎代謝を増大さ
せることも大きな理由であり，そういった観点から考えると，最大
筋力の 80％前後の強度のトレーニングが効果的であると考えられ
る。ACSM の筋力づくり運動に関する指針も，健康な成人は 8 ～
12RM，低体力者や高齢者では 10 ～ 15RM と設定されており，筋
肥大を目的とした強度となっている。

頻度の条件

　図Ⅱ.7 は，トレーニングの頻度と筋力の増加率の関係を示したも

表Ⅱ.9　アイソトニックトレーニングにおける強度と回数の関係

最大筋力に対する割合（％）	最高反復回数（回）	期待できる主な効果
100	1	集中力・最大筋力
90	5	筋肥大・最大筋力
80	10	
70	15	
60	20	
50	25	
30 ～ 40	40 ～ 60	筋持久力

のである。トレーニングにより得られた効果はトレーニング間隔が開くにつれて減衰し、約2週間程度でもとに戻ってしまうといわれている。また、毎日トレーニングを行うと最も効果が得られるように思われがちであるが、アイソトニックトレーニングの場合は1日空けて2日に1回のトレーニングでも効果はあまり落ちないことが分かっている。筋の超回復の理論からも1日空けた方が良く、筋疲労のことも考えて多くても2日に1度の頻度とすべきである。プロのスポーツ選手やトレーニング愛好者が、毎日のようにウエイトトレーニングをしているように思われがちであるが、上肢を主に鍛えた次の日は下肢を主にするなど、部位別には2日に1度の頻度にしているものである。健康づくりのためのトレーニングの頻度としては、週に2～3日程度、あるいは2日に1回か3日に1回の頻度がよいといえる。ACSMの筋力づくり運動に関する指針も、このような頻度で設定されている。

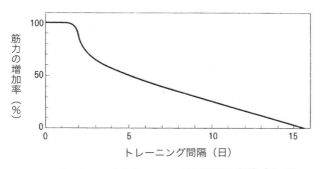

図Ⅱ.7　アイソトニックトレーニングの頻度の条件（Hettinger）
出所：図Ⅱ.6に同じ

Ⅱ章　健康寿命を延ばすためのひと工夫

セットトレーニングの考え方

　ACSM の筋力づくり運動に関する指針において，若者は 8 〜 12RM，低体力者や高齢者では 10 〜 15RM で疲労するまで 1 セットと示されている。(高齢者の場合は，トレーナビリティーが低いので，1 セットでもよいかも知れないが，2 〜 3 セット行うことが示されている)。しかし，最後の反復で疲労感を感じるまで回数をこなすことは結構大変なことである。堀居 (1999) は，最大反復回数の 80％ 以上の回数で，セット数を増やすことで効果を得られると説明している。すなわち，10 回で疲れ切る 10RM の強度で 10 回の回数を 1 セット行う代わりに，8 回程度の回数で 2 〜 3 セット行えばよいという考え方である。また，反復のテンポに関しても重要な要素であるとし，速いテンポでは中枢神経の興奮が分散して集中することができなくなり，筋と神経の協応性が得られなくなるという理由から，中等度のテンポが最も効果的であると報告している。筋肥大が最も期待できる最大筋力の 80％ （10RM 程度）でトレーニングを実施する場合は，2 〜 3 秒に 1 回が至適テンポであり，このテンポを守って，最大反復回数の 80％ 以上（8 回程度），2 〜 3 セット実施するのが健康目的のアイソトニックトレーニングのひとつの方法といえる。

　また，筋力トレーニングを実施する場合には，呼吸についても注意しなければならない。筋力トレーニングを実施しようと一生懸命取り組めば取り組むほど，呼吸せずに息が止まってしまっていることがよく見受けられる。呼吸を止めて力むことは，急激に血圧を上昇させ危険を伴うこともあるので，必ず呼吸をしながらトレーニン

グするよう意識しておかなければならない。呼吸のタイミングであるが，実際のトレーニング場面では，どこで吐き，どこで吸うかのタイミングを取りづらい場合がある。力を入れる時に息を吐く方が好ましいが，あまり意識せず，とりあえず呼吸をするように心がけることである。

② 筋力トレーニングの方法と特徴

基本的な筋力トレーニングには，説明してきたようなアイソトニックトレーニングの他に，大きく分けて２つあり，静的に行うアイソメトリックトレーニングがある。アイソトニックトレーニングが，ダンベルを持って行うような一般的な方法であり，いつも同じ張力が掛かる等張性収縮を利用したトレーニングであるのに対して，アイソメトリックトレーニングとは，胸の前で手を合掌し押し合うような方法で，筋の尺度が変わらない等尺性収縮を利用したトレーニング方法である。

この２つのトレーニング方法は，それぞれ相反する特徴を持っており，これらの長所と短所を理解してうまく組み合わせれば，より効果的なトレーニングを実施することができる。

【アイソメトリックトレーニング】

静的な状態で，筋の長さを変えずに筋出力を行う方法である。例えば，胸の前で合掌して両手を押し合う，または引っ張り合う運動，壁を押す運動など。筋の短縮・伸張による関節の動きはみられないものの，じっと筋出力している方法である。

【特　徴】

長所：特別な器具は必要とせず，どこでも手軽にできる。

Ⅱ章　健康寿命を延ばすためのひと工夫　65

短所：特定の関節角度（± 20 度）のみでの筋力強化しか期待できない。

　つまり，総合的筋力トレーニングの補助的トレーニングとして利用するか，また，このトレーニングのみで全体的効果を要求するならば，いろいろな関節角度でまんべんなくトレーニングを実施すべきである。

【アイソトニックトレーニング】

　動的に，筋の短縮・伸張により筋出力を行う方法であり，最も一般的に行われるウエイトトレーニングなどがこれに当たる。例えば，おもりを持ったダンベル運動，自分の体重を負荷量とした腕立て伏せ運動，スクワット運動などである。筋の短縮による筋力発揮の場合をコンセントリックトレーニングといい，筋の伸張による筋力発揮の場合をエキセントリックトレーニングという。コンセントリックもエキセントリックもどちらも効果が期待でき，短縮時も伸張時も両方意識すべきである。

【特　徴】

長所：関節可動域にわたる筋力強化が期待できる。
短所：負荷量となる器具，道具などが必要となる。

　アイソトニックトレーニングは，関節可動域にわたって動的筋力を向上させるものであり，一般的に筋力トレーニングやレジスタンストレーニングといったときはアイソトニックトレーニングをいうことが多い。しかし，自重を使って行うとき以外は何らかの負荷強度が必要であり，いつでも，どこでも，というわけにはいかない。どこでも手軽にできるアイソメトリックトレーニングをうまく組み

合わせて実施すると効果的であるといえる。

③ 効果的なアイソメトリックトレーニングの方法

効果的にアイソメトリックトレーニングを行うには、どの程度の力を発揮させるかの「強度の条件」、その強度でどれだけ力を発揮し続けるのかの「時間の条件」、どのような間隔で行うかの「頻度の条件」を理解しなければならない。

運動の強度の条件

図II.8 は、アイソメトリックトレーニングにおけるトレーニング強度とトレーニング効果を示したものである。これによれば、最大筋力の 20 ～ 30％の強度での筋力発揮では効果は 0（ゼロ）であり、効果の表れないトレーニング強度である。20％以下の筋力発揮では、効果は急速にマイナスの方へ下がっており、各個人の日常筋量を維持できないレベルの強度である。すなわち、20％以下の筋出力では、筋力は衰えてしまい、トレーニングとはならないのであ

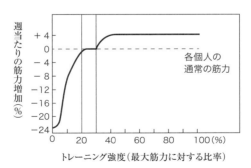

図II.8 アイソメトリックトレーニングの強度の条件（Hettinger）
出所：堀居昭（1999）

る。効果がプラスとなる強度は，最大筋力の30％以上の場合であり，しかも最大筋力の40〜50％以上では効果はプラトーに達し，それ以上の筋力発揮でも効果は同じであるとされている。近年，プラトー以降の部分では違った報告も出されているが，一般的にその個人の最大筋力の50％以上であれば高いトレーニング効果が得られると考えられている。

運動の時間の条件

図Ⅱ.9は，筋力をどのくらい出し続けていられるかという最大持続時間に対する比率を横軸にとり，それぞれの比率での筋力増加率の関係を示したものである。これによれば，10％以下では効果はみられず，10％以上で効果が急速に現れ始め，30％では最大の100％に達し，30％以上時間を長くしても効果は同じということになる。したがって，筋力トレーニングにおける運動時間の条件は，その個人の最大持続時間の30％以上であれば最大の効果が得られるとい

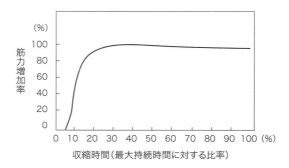

図Ⅱ.9　アイソメトリックトレーニングの時間の条件（Hettinger）
出所：図Ⅱ.8に同じ

うことになる。

　運動強度と時間の関連において，筋力発揮の強度が大きければ最大持続時間は短くなるし，強度が小さければそれだけ長く筋力を発揮し続けることができる。すなわち，運動強度の条件は最大筋力の50％以上が最適であり，運動時間の条件は最大持続時間の30％以上ということであったが，強い強度でトレーニングを実施すれば短い時間で効果を得ることができ，強度を下げればそれだけ効果を得るのに長い時間が必要となる。表Ⅱ.10は，一般的にいわれている強度と時間の具体例をまとめたものである。なお，最大筋力の何％といっても感覚的に正確に発揮することは難しいので，一般的には，100％全力の力を発揮して6〜10秒がんばるという方法がとられる。しかし，リハビリ過程の人や高齢者など100％の筋出力が難しい場合などは他の組み合わせを利用する方が望ましい。

運動の頻度の条件

　図Ⅱ.10は，トレーニング頻度の条件を示したものであり，週にいろいろの回数で行ったときの筋力増加率を示したものである。これによれば，週20数回程度（1日3回程度）のトレーニングで最大

表Ⅱ.10　アイソメトリックトレーニングにおける強度と時間の具体例

トレーニング強度 （最大筋力に対する%）	トレーニング時間 （収縮持続時間：秒）
100	6 〜 10
80 〜 90	12 〜 18
60 〜 70	18 〜 30
50	45 〜 60

出所：図Ⅱ.8に同じ

の効果が得られるようである。しかし,週7回,すなわち毎日1回の頻度まではその効果の伸びが急速であるが,それ以上は非常に緩やかな伸びであることも示している。毎日1回のトレーニングでも最大効果の約80％を超える効果を得ることができ,1日1回のトレーニング頻度でも,十分高い効果を期待することができる。

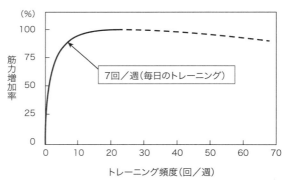

図Ⅱ.10 アイソメトリックトレーニングの頻度の条件（Hettinger）
出所：図Ⅱ.8に同じ

④ 筋力トレーニングブームを起こそう

これまでに述べてきたように,筋力トレーニングのような筋力づくり運動は,健康づくりにとっても大変必要な運動である。とくに,超高齢社会を迎えているわが国にとっては,介護予防の観点からいっても,健康寿命の延伸のためにも,生活に必要な筋力を維持し続けさせる運動が非常に重要であるといえる。にもかかわらず,健康のための運動として有酸素運動ばかりが取り上げられ,レジスタンスな筋力トレーニングは軽視されてきた経緯があった。

近年の健康ブームを考えてみると，1970年代後半から健康のための有酸素運動の効果がうたわれ，世界的に大ジョギングブームが起きたことは記憶に新しい。その後，エスカレートした傾向があり，1980年代前半にはエアロビクスという激しい有酸素的ダンシングがはやり，競技としてもスイミング，サイクリング，ランニングのすべてをこなすトライアスロンなる種目が登場するに至った。1980年代後半よりウォーキングがはやり始め，いくつかのエビデンスのもと，現在ではウォーキングが大ブームであるといえる。

2020年の東京オリンピック・パラリンピックも間近に迫り，いよいよわが国においても筋力トレーニングのブームが起きてほしいと考えており，老いも若きも，男も女も，至る所で，健康づくりのための筋力トレーニングが楽しく実施されているようなブームの到来を期待したいものである。

3 心の問題（うつ，認知症）

厚生労働省は，健康寿命の延伸のためには生活習慣病の問題，足腰の問題，心の問題を予防改善することだと述べている。生活習慣病の問題と足腰の問題については，運動の効果・効用，留意点などについて述べてきた。3番目の問題，うつや認知症といった心の問題に，運動はどれだけの効果を果たすことができるのだろうか。

表II.11にLaurin D.ら（2001）とLarson EB.ら（2006）の研究報告をまとめた。運動習慣はアルツハイマー型認知症のリスクを下げることが理解できる。運動習慣のない人がアルツハイマー型認知症

に罹る危険度を1とすると，ウォーキング程度の運動を週3回以上行っている人の危険度は0.67に，ウォーキング以上の強度の運動を週3回以上行っている人の危険度は0.50まで下がる。運動頻度でいうと，週3回未満の人の危険度を1とすると，週3回以上の運動頻度の人の危険度は0.64まで下がっている。これらの研究は数千人を対象としたコホート研究の結果であり，身体活動レベルの高い人ほど発症リスクが低いことが分かる。ウォーキングなどの有酸素運動は，脳の特に認知症と関係の深い前頭前野や海馬の血流や代謝をよくすることが分かっており，アルツハイマー型認知症の病理的兆候のひとつであるアミロイド蛋白の沈着を少なくしていることなどが明らかになっている。

　図II.11は，歩行速度と老年症候群の関係を示したものである。加齢に伴う下肢筋力やバランス能力の低下により歩行能力は遅くなっていくが，最も顕著に現れるのは歩行速度の減退であるといわれている。男女とも62歳を越える頃から急激に低下するという報告もあるが，このような加齢に伴う歩行速度の低下と老年症候群（転倒，尿失禁，低栄養，うつ）には深い関係が示されている。高

表II.11　運動習慣とアルツハイマー型認知症の危険度

研　究	運動習慣	危険度
Laurin D. ら (2001)	運動習慣なし	1
	ウォーキング程度の強度の運動を週3回以上	0.67
	ウォーキング以上の強度の運動を週3回以上	0.50
Larson EB. ら (2006)	運動頻度週3回未満	1
	運動頻度週3回以上	0.64

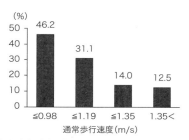

図Ⅱ.11 歩行速度と老年症候群(転倒, 尿失禁, 低栄養, うつ)を有する者の割合
出所：鈴木（2009），中澤公孝（2010）

齢者の歩行速度を4つの群に分けると，歩行速度が遅くなるほど老年症候群を有する人の割合が高くなっている。毎秒約1.2mより遅くなると老年症候群を有する割合がぐっと高くなり，毎秒約1mを下回る歩行測度の人では46.2％と半数近くの人が複数の老年症候群を有している。下肢筋力の萎縮を抑制し，歩行速度を維持することが複数の老年症候群に陥らないために必要である。

このように，身体活動は認知症やうつといった老年症候群に対しても効果が認められており，ウォーキング程度（あるいはそれ以上の強度）の活動を習慣化すること，また，歩行速度を遅くしないように下肢筋力を維持していくことが重要である。

4　柔軟性

厚生労働省は，健康寿命の延伸のためには生活習慣病の問題，足腰の問題，心の問題を予防改善することだと述べ，特に柔軟性につ

いては深い記述は見られない。しかし，柔軟性の要素は身体組成，全身持久力，筋力とともに健康関連体力の要素の中に含まれており，QOL の高い生活を送るうえで大変必要な健康づくりの運動であるので，ここに取り上げておく。

　私たち日本人の身体は，畳を中心とした生活から床を中心とした生活スタイルへの変化とともに，柔軟性が失われてきてしまっている。柔軟性に関しては，一般に加齢とともに悪化することが知られており，柔軟性を関節にまたがって付いている筋や腱の老化度の指標とする考え方が成り立つ。また，日頃の運動不足により柔軟性が低下してしまうことも多い。さらに，柔軟性が劣っていると腰痛や関節炎を引き起こす危険性も増す。そんな意味合いで，柔軟性も健康関連体力のひとつの要素となっており，柔軟性を維持・向上させる運動処方も非常に重要である。また，山口・石井（2005）は，「ストレッチングにはこころのリラックスを司る自律神経活動を豊かにするはたらきがある」と報告しており，ストレッチングによる心のリラックス効果も期待できるようである。

4－1　柔軟性の測定

　柔軟性の測定によく用いられてきた方法に，立位体前屈や伏臥上体そらしがあった。立位体前屈や伏臥上体そらしは，腰痛を持っている人に対して正確な測定ができなかったし，腰痛を引き起こしてしまう測定方法であったといえる。これらの測定は次第に実施されなくなってきており，文部科学省が平成 11 年度の体力・運動能力調査から導入している「新体力テスト」には測定項目として採用さ

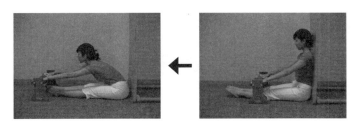

写真Ⅱ.1　文部科学省「新体力テスト」における長座体前屈の測定風景
出所：著者撮影

れなくなった。立位の代わりに長座位で実施することも試みられたが，今では「新体力テスト」における「長座体前屈」という新方式での測定法へと引き継がれてきている。従来の立位体前屈あるいは長座位体前屈は，足先を基準とし，足先よりどれだけ体前屈により手先を出せるか（届かない場合はマイナス）をセンチメートルで測定していた。しかし，この方法では手や胴の長さにより，あるいは脚の長さにより有利不利が生じてしまうという問題を抱えていた。従来の方法では，柔軟性の測定をしながらも，胴長短足度も同時に測定していたといえる。

　この欠点を解消するために，新体力テストにおける長座体前屈では足先を基準とせず，壁に背と腰をつけた長座姿勢から手を前に伸ばした点を基準とすることになった。そこから体前屈によりどれだけ手を前に伸ばせるかをセンチメートルで測定するという方法を採用している。写真Ⅱ.1は，新方式での測定風景である。写真は，体前屈により移動した距離を表示してくれる測定装置を用いているが，A4コピー用紙の箱（高さ約24cm）2個を40cm程度離して置き，

Ⅱ章　健康寿命を延ばすためのひと工夫　75

その上に段ボールの厚紙をのせて固定したものとものさしで測定が可能であるとされている。要するに25cm程度の高さの台を工夫し，台上の手先が体前屈によりどれだけ前方に移動させることができるかをスケールで測ればよい。

4－2　安全で効果的なストレッチング

　柔軟体操といわれる柔軟性を高める運動には，その方法として大きく2つのタイプに分けることができる。ゆっくりと筋を伸張させるスタティックな方法と，反動を利用して強く筋を伸ばそうとするバリスティックな方法である。反動をつけるバリスティックな方法は伸張反射を起こし，反射により収縮しようとする筋を反動で引き延ばすことになり，筋の組織損傷を招くリスクが高くなってしまう。健康づくりのために行う運動で痛めてしまっては本末転倒であるので，よく行われているスタティックな方法が安全なストレッチングといえる。一般に単にストレッチングというとこのスタティックストレッチングを指すことが多い。

　スタティックストレッチングが柔軟性を向上させる安全で効果の高い方法であるという生理学的な根拠のひとつに伸張反射という体性反射がある。骨格筋内部には筋紡錘と呼ばれる受容器が存在する。この筋紡錘により筋の緊張が常に脊髄を介して大脳に伝えられているので，視覚による確認が無くても，関節の曲がり具合などの姿勢の情報を意識することができる仕組みとなっている。骨格筋が反動をつけるような運動によって瞬時に引き延ばされる刺激を受けると，筋紡錘は筋の損傷を免れようとして信号を脊髄に送り，その

筋自体を収縮させるという反射が起きる。この反射を伸張反射と呼び，一種の防衛的な役割を持つ反射である。伸張反射は脊髄におけるシナプスを経由し，アルファ運動神経によってそのまま筋にインパルスが伝わる単シナプス反射であり，熱いものに触れた瞬間に手を引っ込める屈曲反射とともに最も速い反射のひとつである。膝蓋腱反射は代表的な伸張反射であり，長座姿勢で反動をつけて体前屈を行うと，意識しないでも膝が浮くように曲がるのも伸張反射が起こるからである。

　筋紡錘から脊髄に上向する知覚神経にはタイプⅠとタイプⅡがあり，タイプⅠは伸張の速さに対して応答し，タイプⅡは伸張の長さに応答する。反動によって起こる伸張反射は，このタイプⅠの応答による反射であるが，伸張反射には長さに応答するタイプⅡの伸張反射もある。椅子に座って居眠りをしている場合によく見られる光景で，頭部が著しく傾いてくると，無意識に頭を持ち上げることがよくある。これは伸張の最終の長さに応答するタイプⅡの伸張反射の例である。タイプⅡの伸張反射は，より高次の大脳皮質でその筋の伸張を意識している場合は起こらないが，居眠り中などの無意識の場面で起こる反射である。

　筋紡錘は，知覚神経が通っているだけでなく，ガンマ運動神経により支配を受けている。スタティックストレッチングを長い時間続けていると，このガンマ運動神経のインパルスによって筋紡錘は安静時のレベルにリセットされることが分かっている。長くスタティックストレッチングを続けていると，筋の伸張感が無くなる時点があるが，これはリセットが起こるためと考えられている。筋の

種類によっても差はあるが，リセットが起こるには約 30 秒程度の時間が必要である。柔軟性を向上させるためには，このリセットが起こるほどのストレッチングを行うことが必要であることを知っておかなければならない。

　筋腱接合部にはゴルジ腱器官（GTO）があり，腱の張力を感知して応答する受容器である。GTO にも防衛機能的な役割があり，腱の張力が著しく高まると，その筋の収縮を抑制するように脊髄にインパルスを送ることが知られている。スタティックストレッチングにより筋が長く伸張されると，同時に腱も伸張され，GTO によりその筋の収縮が抑制され筋はより伸張する。

　このように，GTO による抑制機構をうまく利用し，伸張反射をできるだけ起こさせないように，またガンマ運動神経のリセットが起こるようなスタティックストレッチを実施することが柔軟性を安全に向上させるための効果的な方法といえる。

効果的なストレッチングの実際

　以上，述べてきたように，安全で効果的にスタティックストレッチング（以下ストレッチング）を行うためには，いくつかの注意すべき内容があった。これらのことを考慮に入れながらストレッチングを実施することが効果的な方法であり，表 II.12 にまとめた。

　柔軟性の維持・向上を目的として，安全で効果的にストレッチングを実施するためには，まずタイプ I の伸張反射が起きないように反動をつけずに行うことである。

　呼吸を止めずというのは，オーバーストレッチングを防ぐためである。ストレッチングを行うときに，力んでしまい，思わず息が止

表Ⅱ.12　安全に行うための効果的なストレッチング

・伸張反射を起こさせないよう，反動をつけずゆっくり行う。
・呼吸は止めず，ゆっくりと行う。
・安定した姿位をとる方が効果的である。
・ストレッチングさせたい筋に意識を向ける。
・原則的に毎日行うことが望ましいが，柔軟性向上が目的であれば少なくとも週3回は欠かしてはならない。
・ストレッチングの持続時間に関しては，10秒ほどでも即効性の効果は期待できるが，柔軟性の向上を期待する場合は30秒以上の時間が必要となる。

まっていることがよくあるが，力まないようにするために意識して呼吸するよう努めた方がよい。

ストレッチングは安定した姿勢で行うことで効果を高めることができる。例えば，背伸びのストレッチングは立位や座位で行うよりも横になって行う方が，脊柱起立筋などの収縮を解除して行うことができるので，より効果の高いストレッチングが可能となる。

ストレッチングさせたい筋に意識を向けるのは，より高次の大脳皮質でその筋の伸張を意識することによってタイプⅡの伸張反射を防ぐためである。

ストレッチングは原則的に毎日行うことが望ましいが，柔軟性を向上させるためには週3回程度の頻度が必要となる。

ストレッチングの持続時間に関して，小林（1999）は慢性的な変化を期待するには30秒以上の時間が求められると述べている。柔軟性の向上には，前述したガンマ運動神経のリセットやGTOによる収縮抑制機構が起こるほどの長い持続時間のストレッチングが必要であるということである。

Ⅱ章　健康寿命を延ばすためのひと工夫　79

準備運動・整理運動のストレッチングについて

　運動処方を実施するうえで，準備運動や整理運動が重要な要素であることはいうまでもない。準備運動や整理運動時には，ストレッチングが用いられることが多い。準備運動でのストレッチングは，関節可動域を広げ，筋の損傷リスクを低下させるために実施される。整理運動でのストレッチングは，運動で短縮した筋を手入れし，元の柔軟性を取り戻すために実施される。その意味合いから考えると，準備運動でのストレッチングと整理運動でのストレッチングは同じではないこと知っておかなければならない。

　準備運動としてのストレッチングは，一般的に短い持続時間のストレッチングを行う。10秒ほどのストレッチングは，その後ある程度関節可動域を確保する即効性の効果が期待できる。あまり長いストレッチングは筋の興奮性を低下させてしまう可能性があり，準備運動としては適さない。準備運動時には，一般的に10秒程度のストレッチングを実施するべきである。ただ，ストレッチングには体温を上昇させる効果はなく，ウォームアップとして準備運動を行うためには，ランニングなどの能動的な方法で体温の上昇を図ってからストレッチングを行うと効果的である。

　整理運動としてのストレッチングは，一般的に長い持続時間のストレッチングを行う。運動で利用された筋は短縮し，そのまま放っておけば硬くなり柔軟性が低下してしまう。短縮した筋をほぐすためには，柔軟性の向上を目指すストレッチングと同様の30秒以上の長いストレッチングが必要となる。

III 章 安全に取り組むために

1 スポーツ外傷・スポーツ障害の予防と応急処置

　現代社会に住む私たちにとって，生活習慣病を予防し，健康寿命を延伸させるためには運動処方は大変重要な役割を持っている。「1に運動，2に食事，しっかり禁煙，最後にクスリ」という標語が生まれ，今では1に「運動」といわれるようになった。健康を維持・増進していくために運動は効果の高いものであるが，運動するということは安静にしているわけではないので，スポーツ外傷やスポーツ障害を被る危険性を生じさせてしまうことになる。そこで，私たちはこれらの予防の知識を学ぶとともに，怪我をしてしまった場合の応急処置に関しても理解しておく必要がある。

1-1 スポーツ外傷の予防と応急処置

　スポーツ外傷の原因としては転倒が最も多く，次いでボールの受けそこない，衝突，ひねり，などである。スポーツ外傷の誘因としては，不熟練，環境による場合，自己の体調による場合などが考えられる。このように，スポーツ種目による特殊性はあるが，スポーツ外傷といっても，根本的には他の災害（交通事故，産業災害等）などと異なるものではない。不可抗力と思われるものもかなりあるが，注意することにより防ぐことのできる場合も多く，まず予防する対策として表III.1に列挙しておく。

表Ⅲ.1　スポーツ外傷の予防対策

- ・ 準備運動をしっかり行う。
- ・ 未熟練者の場合は特に注意する。
- ・ 自己能力を過信しない，自己の体調をよく考える。
- ・ 疲労の程度を知る。
- ・ 緊張の欠如に注意する。
- ・ 対人種目などでは，反則粗暴行為に注意する。
- ・ 環境（温度，湿度，天気など）に対処して行う。
- ・ 運動の場所，器具，服装の点検，整備，予防具の装着。
- ・ スポーツ種目特有の外傷の特徴をよく知り，その対策をする。

主なスポーツ外傷と応急処置

　主なスポーツ外傷として，骨折，捻挫，靱帯損傷，脱臼，打撲・挫傷，肉離れ，腱断裂などが挙げられる。それぞれの外傷について，その応急処置法などを説明しておく。

① 骨　折

　骨折は捻挫に次いで多いスポーツ外傷であり，一般的な骨折のほか，スポーツ種目に特有な投球骨折，スキーブーツ骨折や疲労骨折などがある。

　スポーツ種目別に頻度の高いのは，スキー，サッカー，柔道，剣道，野球，バスケットボール，ラクビーなどである。また，多発部位としては，足関節部（サッカー，柔道，バスケットボール，ラクビーなど），頸骨幹部（スキー，ラクビーなど），指骨，中手骨（剣道，バスケットボール，器械体操など），鎖骨（柔道，ラクビーなど）などが挙げられる。

応急処置

骨折の場合の応急処置は，部位や骨折の程度により多少の違いはあるが，一般的には骨折部位を固定することである。固定する場合は，上下2つの関節にまたがって固定することが必要である。骨折している骨のみを固定しても，関節が固定されずに動いてしまうと，関節にまたがって付いている筋が骨を動かすことになり，骨端は動いてしまい固定したことに

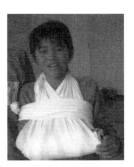

写真Ⅲ.1
出所：著者撮影

はならない。鎖骨骨折や上腕骨折などの場合は，肩関節を固定する代わりに，三角巾のようなものでつるす方法をとる。ただし，つるしただけでは固定は十分ではなく，つるした腕が身体から離れないように，一本縛りつけておくことが必要である（写真Ⅲ.1）。

② **捻 挫**

捻挫とは，関節に生理的範囲を越える働きが要求されたとき，関節の構成体である関節包や靭帯が損傷を受けたものである。

捻挫は最も頻度の高いスポーツ外傷であり，足関節，手指部，膝関節に多い。捻挫の多いスポーツ種目としては，バレーボール，バドミントン，バスケットボール，柔道，ソフトボール，軟式野球，スキーなどが挙げられる。また，性別では女性に多い。

応急処置

捻挫の応急処置としては，患部をできるだけ腫れさせないようにすることである。そのために，最も効果的な応急処置としてRICE

Ⅲ章　安全に取り組むために　83

の原則（図Ⅲ.1）がある。

R（Rest；安静）：患部を安静にすることにより，血流を抑えて腫脹を予防し，それ以上悪化させないようにする。テーピングなどで固定するとよい。

I（Ice；冷却）：損傷部を氷水などにより冷却する。これは患部の血管を収縮させ，出血を最小にすることにより腫脹の抑制をはかるためである。また，患部の代謝を冷却することで低下させ，死滅する細胞を最小限に止めるためである。

C（Compression；圧迫）：スポンジ，弾性包帯などにより損傷部に圧迫を加える。これは患部の腫脹を予防する，あるいは少なくさせる目的である。

E（Elevation；挙上）：患部を心臓より高い位置に挙上することにより，血流を抑え，患部の腫脹を予防する，あるいは少なくさせる。

RICEの原則により腫れを最小限にとどめると，治癒までの期間

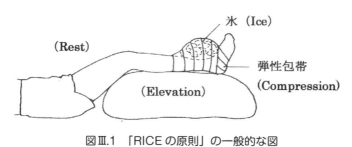

図Ⅲ.1 「RICEの原則」の一般的な図

が大幅に短縮されることになる。応急処置を誤ってひどく腫れさせると，治癒までにかなりの期間がかかってしまうので，迅速な対応が望まれる。RICEの原則の中でも，Ice（冷却）が最も重要で，受傷後できるだけ早く冷やし始めるべきである。重症度にもよるが，重い場合は2～3日冷やすことも必要である。コールドスプレーなどは，冷却感はあるが，深部まで冷やすことはできないので，RICEの原則としてはそぐわない（鎮痛作用としての効果はある）。

　また，湿布は応急処置としては使わない方がよい。市販の湿布の効用には捻挫と書かれてあるが，湿布剤の中には血行を良くする成分も含まれている。血行を抑え腫脹を防ぐための応急処置には不適である。急性期が過ぎ，治癒段階になってから利用すべきであろう。

③ 靱帯損傷

　靱帯損傷も本来であれば捻挫と同様に扱われるべきである。すなわち，損傷した靱帯が明らかである場合は○○靱帯損傷と靱帯名の付いた診断がなされ，損傷部が漠然としている場合は捻挫と診断される。

　特に多い靱帯損傷として，以下のものが挙げられる。

　足関節では：外側の前距腓靱帯損傷

　膝関節では：前十字靱帯損傷，半月損傷，内側側副靱帯損傷（外旋・外反力による）

　肘関節では：肘の内側側副靱帯損傷（転倒に対し手を突いたときなど）

　症状や応急処置については，捻挫と同様である。

Ⅲ章　安全に取り組むために　85

④ 脱　臼

脱臼とは，関節面が正常な相対的位置を失うものをいう。関節面の一部がなお接触を保っている場合は亜脱臼，完全に外れている場合には脱臼という。

脱臼は，手指，肩，肘などの部位に多く，スポーツ種目では柔道，ソフトボールなどに多い。

病的脱臼（筋萎縮，関節炎などによる）とちがって，スポーツ外傷による脱臼は外力によるので，靭帯損傷の程度がひどく，切れている場合も多い。また，習慣性脱臼（反復性脱臼）になることもあるので（特に肩関節），治療には十分注意をする必要がある。

応急処置

できるだけ速やかに整復することが望まれる。一般的には長軸方向に牽引することで整復しうるが，暴力的に整復することは，腱や血管，神経をも切ってしまう恐れがあるので，避けなければならない。処置を誤ると，反復性になったり，大きな運動制限を来たしたりすることがあるので，正しく処置することが望まれる。

整復後，患部は冷やし，安静固定することが必要である。

⑤ **打撲・挫傷**

打撲・挫傷とは，直接の打撃によって起こる皮下組織の損傷を指す。捻挫，骨折に次いで頻度の高いスポーツ外傷である。

応急処置

挫傷部分を流水で洗い，出血があれば患部を押し付けるようにして止血する。また，捻挫で説明した RICE の原則を適応する。急性期に患部を温めることやマッサージは，かえって血管が拡張し，止

血機構が阻害され，悪化させるので禁忌である。

頭部外傷

　打撲の中でも，頭部を打撲した場合（頭部外傷）の処置については別項目として取り上げなければならない。頭部外傷には4つの型，単純型，脳震盪型，頭蓋内血腫型，脳挫傷型がある。単純型は，タンコブができる程度のことであり，RICE の原則で冷やすことが応急処置となる。脳震盪型は，一瞬意識もうろうとなる場合であり，1分以内の短時間で正常な意識に戻る場合が多い。しかし，数分たっても呼びかけに反応を示さない場合は救急車で専門の病院に運ぶべきである。短時間に意識が戻っても，軽い脳震盪型と決めつけないで，その後の様子を観察し続けることが必要となる。なぜならば，内出血を伴っている場合（頭蓋内血腫型）は，血腫により時間とともに症状が悪化する場合があり，非常に危険な症状である。いち早く専門の病院に救急搬送すべきとなる。脳挫傷型は，そのまま救急車で運ばれ，後遺症も残ってしまう重篤の症状である。

⑥ 肉ばなれ

　肉ばなれとは，疾走，跳躍など筋肉に強い収縮を起こさせるようなスポーツ動作により，筋肉に急激な強い張力が作用し，筋肉の一部になんらかの損傷を来した状態をいう。

　肉ばなれの発生頻度の高い部位としては，2つの関節にまたがる二関節筋である大腿部の筋肉（特に後側の大腿二頭筋，半腱・半膜様筋）に多い。また，頻度の高いスポーツ種目としては，陸上競技（主に短距離）や走ることを主体とするサッカー，ラクビー，そしてテニス，体操などである。

Ⅲ章　安全に取り組むために　　87

応急処置

　捻挫で説明した RICE の原則を適応する。急性期に患部を温める
ことやマッサージは，かえって血管が拡張し，止血機構が阻害され，
悪化させるので禁忌である。

　⑦ **腱断裂**

　腱は，それ自体に伸縮性はなく，強靭であるため，強烈な筋収縮
が生じたとしても，腱断裂よりも骨の付着部の裂離骨折，あるいは
筋肉の方の肉ばなれを引き起こしてしまうことの方が多い。しか
し，30 歳以後になると腱も変性し，腱断裂を起こすことも少なく
ない。

　スポーツ外傷における腱断裂は，アキレス腱断裂が多く，バドミ
ントン，テニス，バレーボール，剣道，等々のスポーツ種目に多い。

応急処置

　腱と腱が近づく関節位（アキレス腱の場合は足関節底屈位）にて
固定し，専門医に見せる。アキレス腱の治療は，手術とギプス固定

表Ⅲ.2　知っておくべき主なスポーツ外傷と応急処置

骨　　折	上下２つの間接にまたがって固定をする
捻　　挫	RICE の原則
靭帯損傷	RICE の原則
脱　　臼	できるだけ速やかに整復（正しく整復することが必要で，市街地のような場合は専門医に委ねる）
打撲・挫傷	出血のある場合は止血　RICE の原則　（頭部外傷の場合は別項目）
肉離れ	RICE の原則
腱断裂	腱どうしが近づく関節位で固定

法とがある。ギブス固定は，治療時間はよけいにかかるが，受傷翌日より歩くことができ，仕事を持つ人には適している。

以上，主なスポーツ外相の応急処置について表Ⅲ.2 にまとめておく。

1－2　スポーツ障害の予防と治療

スポーツ障害とは，毎日のトレーニングにより，トレーニングを繰り返して実施していることが原因となって生じる疾患である。すなわち，スポーツ外傷がなんらかの外力を受けて生じるものであれば，スポーツ障害は繰り返されるトレーニングにより身体の一部に過度の刺激が加わり生じるものである。しかし，どこまでがスポーツ外傷で，どこからがスポーツ障害かは，はっきり区別し難く，両者の中間型のような場合もある。

スポーツ障害は，同じようなトレーニングをしたからといって必ず発生するとは限らない。年齢，体力，スポーツ経験，コンディションといった個人的条件や環境条件など種々の要因がその発生に影響を及ぼしている。このようなスポーツ障害の特徴としては次のようなことがあげられる。

・運動を繰り返すこと（慢性の刺激の繰り返し）により生じる症状であるので，気づかない間に徐々に症状があらわれる。

・初期は，安静では痛みを感じず，スポーツ活動中にのみ痛みを感じる。

・症状が進めば日常生活にも支障をきたすようになる。

・症状は，靭帯・骨膜・腱などの過労性炎症（靭帯炎，骨膜炎，腱炎，

Ⅲ章　安全に取り組むために　89

腱鞘炎など）であり，局所に腫れ・発赤などはほとんど認められない。

スポーツ障害の予防は，繰り返し実施しようとする運動の内容を吟味することであり，熟練度や体力，コンディションに応じた内容を計画しておくべきである。特に，発育期の場合には，偏った負荷がかかりすぎないよう十分な注意が必要である。また，運動を実施する場所の床や道路などにも留意しておかなければならない。例えば，日本の歩道は，見た目は平らであるが，雨水が車道側に流れるように若干傾いている。皇居の周りのジョギングなどのように，いつも同じ方向に走っていると，常に傾いた負荷がかかってしまうことになる。膝や足関節にできるだけ負担のかからないスポーツシューズを選ぶことも大切な要素である。そして，運動の後に使った筋肉を十分に手入れすることが大切であり，スポーツ外傷では準備運動が重要であるが，スポーツ障害では整理運動に留意しなければならない。

主なスポーツ障害と治療

スポーツ障害の場合は，繰り返される刺激により生じる慢性の症状であるので，応急処置という考え方はしない。最も気をつけなければならないことは，「後手をふまない」ことであり，症状が悪化しない前に医師の診断を仰ぐことである。

よく見受けられるケースとして，活動中に痛みが出現するが，活動を止めると痛みがなく，日常生活にも支障がないので活動を続けてしまう。そんなことを繰り返し，様子を見て活動を続けているうちに，症状が悪化し，日常生活にも支障が出始めてから，あわてて

医療機関を訪ねるというのが後手をふむ例である。日常生活に支障がなくても，活動中に痛むということは，身体がシグナルを発していることだという意識が必要である。

2　内科的障害への対応

　日々の生活において，運動処方を安全に取り組むために理解しておくべき知識の中には，スポーツ外傷・スポーツ障害といった外科的疾患に関するものばかりではなく，内科的な障害に関する内容についても留意しておかなければならない。内科的障害は，発生頻度は少ないが，重篤な場合など致命的な内容のものも含まれるので，注意が必要である。

　スポーツによる内科的障害として，急性の障害としては突然死，熱中症，電解質異常，循環不全，低血糖，運動誘発アナフィラキシーなどがあり，慢性の障害としては貧血，痛風，オーバートレーニングなどが挙げられる。

　これらの内科的障害を予防するためには，定期的なメディカルチェックを受けておくことが最も重要なことである。また，日常の健康管理に気をつけておくことも重要なことであり，身体条件や環境の条件に応じた適切な運動を実施することに注意を払わなければならない。内科的障害には，性差があるもの，年齢による影響が強いもの，潜在的な疾患の有無に影響されるものがあり，健康管理とともにそれらの知識を知っておく必要がある。また，運動時には，気温，湿度，気圧などの環境条件を十分考慮に入れ，健康状態，栄

養状態に応じた適切な対応を講じなければならない。ここでは，特に重要であると思われる突然死，熱中症，貧血に関する内容をまとめておく。

2－1　突然死

　正しい知識のもとにスポーツ活動が行われないと，スポーツ外傷や障害を引き起こすばかりではなく，スポーツ活動中の突然死で代表されるように死に至ることすらある。突然死とは，発症から24時間以内の予期しない内因性（外傷ではないという意味）死亡を指し，男性に多く，10歳代の若者が半数を占めている。突然死は一見健康そうにみえる人に起こることが多く，ほとんどの場合が潜在的な心疾患が原因であり，その予防にはメディカルチェックが欠かせない。また，スポーツ種目としては，マラソンやランニングに多く，中でもゴール直後が最も多く，次いでゴール直前，走り始めに多くの症例が報告されている。年代別，種目別から見ると，若年層ではランニングと水泳が多い種目であり，中年層ではゴルフとランニングが，高齢層ではゲートボール，ゴルフ，ランニングが多い種目である。ゴルフやゲートボールに多いのは，スポーツ人口や実施する環境の要因もあると考えられるが，仲間や集団でのラウンドゆえに具合が悪くても付き合いを優先して出かけてしまうところにも問題があるといえる。体調や具合が悪い時は，無理をせず，休むことを考えて勇気ある撤退をしていただきたい。突然死が起こる前の前駆症状を見逃さないことである。

① スポーツ活動中の突然死の原因および機序

　スポーツ活動中の急死事故の原因となるものには，心臓の異常と血管系の異常（大動脈瘤破裂，脳動脈瘤破裂，肺内動脈瘤破裂）が多く，中でも心臓の異常は圧倒的に多い。突然死の原因となる疾患として最も多いのは，中高年者では冠硬化，成人若年者では肥大性心筋症，小児では心筋炎後遺症としての心筋障害あるいは変性である。

② スポーツ活動中の突然死に対する予防対策

　原因および機序の項に示したように，突然死の原因となるものは，中高年者の場合には動脈硬化性の冠動脈疾患が多く，若年者の場合は肥大性心筋症，心筋炎といった心疾患が原因である。すなわち，その予防対策として重要なことは，これらの潜在性心疾患をスポーツ活動開始前のメディカルチェックにおいて未然に発見することである。そのためには，安静時の心電図だけではなく，運動負荷試験における心電図異常のチェックが必要となる。

　環境条件や運動内容について，個人の身体状況に応じた的確なメニューを立てることが大切であり，運動を中止しなければならない兆候があるときは勇気を持って取り止めるべきである。また，救急処置法を理解しておき，AED などの救急機器を用意しておく（生活の中で近くにある AED の場所を知っておく）べきである。

　救急処置法に関しては，わが国においても心肺蘇生法国際ガイドラインに準じた，AED による早期除細動を中心とした内容に変わってきている。国民の全員が知っておくべき内容であるので，本章の最後に「救急処置法」としてまとめておく。

Ⅲ章　安全に取り組むために　93

2－2 熱中症

　熱中症とは，暑熱環境で発生する障害の総称で，熱けいれん，熱疲労，熱失神，熱射病に分けられる。日本の夏は高温多湿であり，特に熱中症に対しては十分な注意が必要である。

　特に，私たちの体は寒さに対するよりも暑さに対して弱いということを知っておかなければならない。環境温度が上昇すると，皮膚血管が拡張することにより血液量が増し，皮膚温が上昇することにより熱放散が促進される。逆に，環境温度が低下すると，皮膚血管を収縮させることにより皮膚温を低下させ，熱放散が抑制され，私たちの体温は通常約37℃になるように調節されている。しかし，著しい寒冷や暑熱の環境下においては，体温の低下や上昇が起こる。体温の低下は，30℃前後までは調節可能であるといわれており，21〜24℃となると凍死の危険性が生じてくる。しかし，外部から温めてやれば正常に戻り，後遺症も残りにくいといわれている。一方，体温の上限は41〜42℃とされており，脳に障害を残したり，熱中死に至らしめたりすることもある。私たちは，体温の低下には比較的容易に対応できるが，体温の上昇に対してはわずか数度の余裕しかないのである。運動時は，筋の熱産生により体温は上昇しやすく，特に暑熱環境下での運動では十分な注意が必要である。

① 熱中症の病態と処置

　熱中症は，その症状に応じて，熱けいれん，熱疲労，熱失神，熱射病という病態に分けられている。

　熱けいれんは，運動による大量の発汗にもかかわらず水分のみを

補給した場合に，体内の電解質濃度（塩分濃度）の低下により筋肉に痛みを伴うけいれんが起こる症状をいう。ナトリウムイオンを含んだスポーツドリンクなどで水分補給し，涼しい場所で十分休ませることが必要である。

　熱疲労，熱失神は，水分の補給が追いつかず脱水となることにより起こる全身の脱力感，倦怠感，めまい，頭痛，吐き気などの症状をいい，ひどい場合は脳への血流量が減少して失神する。多量の発汗の後，皮膚血管の拡張により血圧が低下し，顔面蒼白や頻脈，呼吸数の増加などが見られるが，体温の上昇は顕著でない場合である。涼しい場所に運び，衣服をゆるめて頭を低く寝かせ，市販のスポーツドリンク（0.1～0.2%の低張食塩水）のようなものを補給する。手足を末梢から中心部に向けてマッサージするのも有効である。熱失神のように水分補給ができない場合は，病院に運び点滴を受ける。

　熱射病は，最も重篤な熱中症で，異常な体温の上昇（40℃以上）が伴う場合である。体温の上昇により中枢神経障害を来たし，運動障害や意識障害を起こし，臓器障害を合併することも多く，死亡率も高い。熱射病の場合は体温を下げる努力をしながら集中治療のできる病院に搬送しなければならない。体温の冷却方法は，全身に室温程度の水をかけて扇ぎ，気化熱により体温を下げることが効果的である。また，頸部，腋下（脇の下），鼠径部（大腿部の付け根），などの動脈が表面に近い部分を利用し，血液を直接冷やすことも効果的である。

② 熱中症の予防

　熱中症の発生には，気温，湿度，風，直射日光などが関係するが，これらの環境条件を総合的に判断する WBGT（湿球黒球温度）という指標がある。この WBGT を用いて環境温度を知り，その環境条件に応じた運動や水分補給の計画を立てることが最も重要である。日本体育協会は，この WBGT の指標をもとに「運動は原則中止」「厳重警戒」「警戒」「注意」「ほぼ安全」の５つの域に分け，運動を具体的にどうするかの判断基準「熱中症予防のための運動指針」を作成している。WBGT は専用の温度計でなければ計ることができないが，この基準にはおおよそ相当する湿球温度，乾球温度も示してあるので使いやすい。表Ⅲ.3 にこの熱中症予防のための運動指針を載せておくので，暑熱時の運動時に参考にしていただきたい。

　また，私たちは暑さに慣れる（暑熱順化）に１週間前後の期間が必要であるといわれる。事実，熱中症の事故は急に暑くなった時に多発しており，急に暑くなった時や合宿の始めなどには十分注意しなければならない。暑熱順化には約１週間が必要なことを知っておくべきである。

　熱中症で問題となるのは，何といっても脱水に関することであり，運動により失った水分と塩分をタイミングよく摂取することが予防の原則である。体重の3%に相当する水分が失われると運動能力や体温調節能力が失われ，5%の水分が失われると熱中症となる危険性が高くなるといわれている。運動中は，体重の減少が2%を超えないように水分を補給することである。私たちがのどの渇きを

表Ⅲ.3　熱中症予防のための運動指針

WBGT ℃	湿球温 ℃	乾球温 ℃		
31	27	35	**運動は原則中止**	WBGT31℃以上では、皮膚温より気温のほうが高くなり、体から熱を逃すことができない。特別の場合以外は運動は中止する。
↕	↕	↕	**厳重警戒**（激しい運動は中止）	WBGT28℃以上では、熱中症の危険が高いので、激しい運動や持久走など体温が上昇しやすい運動は避ける。運動する場合には、積極的に休息をとり水分補給を行う。体力の低いもの、暑さになれていないものは運動中止。
28	24	31		
↕	↕	↕	**警　戒**（積極的に休息）	WBGT25℃以上では、熱中症の危険が増すので、積極的に休息をとり水分を補給する。激しい運動では、30分おきくらいに休息をとる。
25	21	28		
↕	↕	↕	**注　意**（積極的に水分補給）	WBGT21℃以上では、熱中症による死亡事故が発生する可能性がある。熱中症の兆候に注意するとともに、運動の合間に積極的に水を飲むようにする。
21	18	24		
↕	↕	↕	**ほぼ安全**（適宜水分補給）	WBGT21℃以下では、通常は熱中症の危険は小さいが、適宜水分の補給は必要である。市民マラソンなどではこの条件でも熱中症が発生するので注意。

WBGT（湿球黒球温度）
屋外:WBGT=0.7×湿球温度＋0.2×黒球温度＋0.1×乾球温度
屋内:WBGT=0.7×湿球温度＋0.3×黒球温度
●環境条件の評価はWBGTが望ましい。
●湿球温度は気温が高いと過小評価される場合もあり、湿球温度を用いる場合には乾球温度も参考にする。
●乾球温度を用いる場合には、湿度に注意。湿度が高ければ、1ランクきびしい環境条件の注意が必要。

出所：日本体育協会

感じるのは，体の水分喪失が起こるよりかなり遅れてからであり，
のどの渇きがいやされる水分の量は喪失量を補うために必要な量より少なくて済んでしまい，こまめに水分を補給することが望まれる。また，補給の初期時には水だけの摂取でもかまわないが，喪失

Ⅲ章　安全に取り組むために　97

量が多くなる場合は，電解質（NA^+，Cl^-，Mg^{2+}，K^+，Ca^{2+}など）を含んだ水分補給（市販のスポーツドリンクなど）を心がけなければならない。

体調が悪いときは体温調節能力も低下するので，個人の体調のチェックも重要な予防要素であり，体調の悪い時に無理に運動をしないことが肝要である。直射日光を避けるための帽子の着用や，衣服も通気性の良いもの，軽装に心がけることも大切な予防法である。また，学校管理下の熱中症死亡事故の7割は肥満の児童・生徒に起きているという報告もあり，肥満の人は熱中症に十分注意する必要がある。

2-3 貧　血

血液中には，男性で約500万／$\mu\ell$，女性で約450万／$\mu\ell$の赤血球が存在している。赤血球の主成分は，ヘモグロビンと呼ばれる鉄を含んだ物質であり，酸素運搬に重要な役割を果たしている。この赤血球（あるいはヘモグロビン）が異常に減少した状態を貧血という。

運動を実施する場合に，この貧血に関する知識も知っておく必要がある。というのは，疲れやすくなったり記録が伸びなくなったりした場合，実は貧血が原因であることに気づかず，練習量不足と思いこみ，練習量を増やしてしまい，症状を悪化させる症例が少なからずあるからである。選手のような競技レベルの運動だけではなく，健康のための運動であったとしても，疲れやすくなったり，頭痛や息切れなどの症状が出たりする場合は，まず貧血を疑ってみ

る必要がある。国際的貧血判定基準では，成人男性で 13g/dℓ以下，成人女性で 12 g/dℓ以下とされており，貧血の診断が下れば，まずその原因を突き止め治療することが先決である。

① 貧血の症状

貧血の中で最も多いのは，鉄欠乏性貧血であり，食物からの鉄の摂取不足，消化管での鉄の吸収不良，出血などによる鉄の喪失，の３つの原因が考えられる。体内には，成人で３〜4g の鉄があり，ヘモグロビン鉄の他に肝臓や脾臓や骨髄に貯蔵鉄として貯えられている。したがって，鉄の不足状態が続いても貯蔵鉄があるうちは貧血の自覚症状は出にくく（潜在性鉄欠乏），貧血の症状が現れた時点では，体内の鉄は著しく減少していることになる。

貧血の症状は，一般人には自覚症状が現れにくいものであるが，頭痛，めまい，耳鳴り，息切れ，疲れやすくなる，皮膚や粘膜などが蒼白になるなどの症状があり，9g/dℓ以下で皮膚や粘膜や爪などが蒼白になる，8g/dℓ以下で疲れやすい，頻脈，動悸など，7g/dℓ以下で運動時の呼吸困難，胸痛，めまい，頭痛などの症状が現れるといわれている。男性よりも女性に多く，夏の摂食不良により秋に症状が出やすい。

② 貧血の予防と治療

貧血の予防は，食事で鉄分を十分に摂取することに尽きる。鉄分ばかりでなく，各栄養素のバランスも考えた食事が必要である。特に，ビタミンＣやタンパク質も十分に摂取する必要がある。また，貧血は秋に多いといわれているが，夏場の食欲低下による摂食不良で鉄やタンパク質が不足し，秋に症状が出るケースである。運動に

Ⅲ章　安全に取り組むために　99

よる汗などで鉄分は排泄され，鉄欠乏を起こしやすくなるので，夏の猛暑で食欲が減退している時でも十分な栄養を摂取する必要がある。

　貧血の治療は，その原因が胃・十二指腸潰瘍などの出血であれば，それに対する治療が必要であるが，そうでない鉄欠乏性貧血の場合には，鉄の補給により容易に回復することができる。貧血の症状が出た時点では，著しく鉄が欠乏しているので，食事のみでは容易に回復しない。通常は，鉄剤の投与が行われ，1～2カ月で治るが，その時点では貯蔵鉄の回復が十分でないため，さらに3カ月以上の治療が必要となる。症状はすぐに治まるが，鉄欠乏を解消するにはかなりの期間が必要となるので，兆候があればすぐにでも受診することを心がけるべきである。

3　救急処置法

　目の前で倒れている人がいた場合に，適切に対応することができるかと尋ねられて，自信を持ってハイと返事できる日本人はまだ少ない。しかし，ことが起こった時には適切な対応が必要であり，救急法の技術はすべての人が理解しておかなければならない必須項目である。

3－1　救急処置法の範囲と時間

　救急法とは，病気やけがや災害などから自分自身を守り，傷病者を正しく救助して，医師または救急隊員などに渡すまでの一時的な

表Ⅲ.4　救急処置法の範囲

してはいけないこと	どのようなことをすべきか
1. 死の判定をしてはいけない	1. 患者の様子を観察する
2. 診断行為をしてはいけない	2. 必要な手当てをする
3. 治療行為をしてはいけない	3. 患者の状態などの記録をとる
4. 薬品を使ってはいけない	4. 医療機関に連絡をとる
5. 営業行為をしてはいけない	5. 必要に応じ患者の運搬をする
6. 秘密を漏らしてはいけない	6. 患者, 関係者に助言をする
7. 差別行為をしてはいけない	7. 関係者へ連絡をとる
8. 現場論争をしてはいけない	
9. 無謀行為をしてはいけない	
10. 手当の強要をしてはいけない	

処置をいう。これが救急法の範囲であり,「してはいけないこと」と「どのようなことをすべきか」を考える必要がある (表Ⅲ.4)。

「してはいけないこと」の1～5は, 医師法により定められていることであり, 6～10はモラル上してはいけないことになる。「してはいけないこと」に「3. 治療行為をしてはいけない」,「4. 薬品を使ってはいけない」というものがあるが, これは医療的行為を指し, 一般的な応急処置や常備薬程度のものを使うことは「どのようなことをすべきか」の「2. 必要な手当てをする」に相当する内容となる。

「どのようなことをすべきか」の特に重要な内容は, 患者の様子を観察し, 必要な手当てをすることであり, 表Ⅲ.5 にまとめておく。なお, また, 患者の状態の記録を取っておくことも救急隊員への伝達が速やかになり, 可能であれば必要なことである。

図Ⅲ.2 は, ドリンカーの救命曲線 (呼吸停止してから蘇生できる確立を時間ごとに表した曲線) を示したものである。呼吸停止から

Ⅲ章　安全に取り組むために　101

表Ⅲ.5　すべきことの「観察」と「手当」について

[観察] [手当て] について
・意識があるか（視診，問診）
・嘔吐があるか（視診）→異物を取り除く（気道の確保）
・呼吸はどうか（視診，聴診）→人工呼吸
・脈はあるか（触診，聴診）→心臓マッサージ
・瞳孔に異常がないか（視診）
・嘔吐感があるか（視診）→気道の確保
・うめき，いびき，うわごと（聴診）
・手足が動かせるかどうか（問診，視診）
・外傷や出血があるか（視診）→止血法
・異常可動がないか（視診）
・軋轢音がないか（聴診）
・顔色，唇，皮膚の色はどうか（視診）
・熱はどうか（触診）
・その他の問診
簡単な質問に答えられるか（氏名，住所など）
どうしてそうなったか（原因）
どこがどの程度痛いのか
麻痺，しびれ，かゆみ，無感覚，息苦しさ，暑さ，寒さ，など

2分以内に人工呼吸を始めると90％以上の確率で蘇生でき，4分後では50％，5分後では25％，10分後ではほとんど組成のチャンスは無くなってしまう。いわゆる，1分1秒が大切となる。救急車が連絡を受けてから現場に到達するまでの時間は，全国平均で6.3分ともいわれており，救急隊員に任せるだけではなく，個人個人が救急法をしっかり身につけておかなければならない。また，心臓が停止し，脳に酸素が送られない状態が3～4分以上続くと，蘇生しても重大な後遺症を残す恐れもあり，心肺蘇生法（CPR）の技術を身

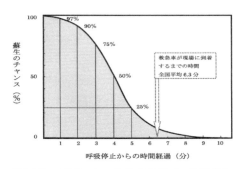

図Ⅲ.2　ドリンカーの救命曲線（一部改変）

につけておくことが必要である。

「心肺蘇生法国際ガイドライン2000」により，AEDによる早期除細動を中心とした救急医療体制が標準化され，わが国においても，平成16年7月に厚生労働省による「非医療従事者による自動体外式除細動器（AED）の使用のあり方検討会」報告書において，一般市民がAEDで救命を行うことは医師法違反にならないことになった。現在の心肺蘇生法は，AEDによる電気ショックと，AED到着までの効果的な心肺蘇生を中心にした手順となってきている。

3-2　救急蘇生法の流れ

AEDの使用を含めた救急蘇生法について，緊急時に気が動転してうまく処置ができないようなことのないよう，心肺蘇生法を身につけておく必要がある。日本蘇生協議会が作成するガイドラインは，5年に一度見直しが行われており，2015年に「JRC蘇生ガイ

ドライン 2015」が公表されている。以前の講習しか受けていない人にも理解しやすいように，その変遷も含めて記述しておく。

　以前に公表されていた救急蘇生法の流れでは，A（Airway 気道の確保）B（Breathing 呼吸の確認）C（Circulation 循環の確認）の順序で心肺蘇生法を実施する流れで説明されていたが（図Ⅲ.3），2015 年度の公表より人工呼吸についての内容が大きく変更されている。人工呼吸のやり方に自信がない場合や，口に直接接触することにためらいがある場合には，人工呼吸を省略し，胸骨圧迫だけを続けることでよいことになった（訓練者は従来通り胸部圧迫と人工呼吸を 30 対 2 の比で行う）。また，胸骨圧迫を行う際のテンポに 100 回 / 分〜 120 回 / 分と上限が設定され，胸部圧迫の深さについては 6cm を超えないようにするなどの内容も明記されている（図Ⅲ.4）。

意識と呼吸の確認

　倒れている傷病者を発見したら，まずは周囲の状況が安全であるかどうかを確認することが最初である。次に意識と呼吸の確認をする。傷病者の肩を軽く長軸方向に叩きながら声をかける。反応がある場合は，傷病者の観察と手当てを行い，医療処置の必要があれば救急車を呼ぶ。反応がない場合は，大声を出して人を集め，救急車（119 番通報）と AED の取り寄せを依頼する。その際，「だれか連絡を」ではなく「あなたが連絡してください」という明確な指示が大切である。

CPR（心肺蘇生法）の開始・心臓マッサージ

　ガイドライン 2000 では 2 回の人工呼吸の後，循環サインを確認

し，サインがなければ心臓マッサージを15回実施し，その後15：2のCPRを続ける手順となっていた。ガイドライン2005のガイドラインから，2回の人工呼吸の後，速やかに30回の心臓マッサージを開始し，その後，30：2のCPRを続けることになった。また，ガイドライン2015からは人工呼吸を省略し，心臓マッサージだけを続けることでも可となった。

心臓マッサージにおける胸部圧迫部位の表現も変更があり，ガイドライン2000では「胸骨の下端から2横指上」という表現であったが，ガイドライン2005では「乳頭と乳頭を結ぶ線の胸骨上」というすっきりした位置決め方法になっている。この乳頭ラインの中央部を1分間に100〜120回のテンポで，胸骨が5センチ以上6センチを超えない程度に沈むまでしっかりと圧迫することになっている。

気道の確保と人工呼吸

頭部後屈あご先挙上法で気道を確保したまま頭側の手で鼻翼をつまみ，呼気の吹き込みを胸部の挙上を目視しながら1秒かけて胸が軽く膨らむ程度に2回行う。口の中に異物や傷がある場合や接触にためらいがある場合などは無理に人工呼吸をしないで省略可能とされている。

AEDの使用

AED（Automated External Defibrillator；自動体外式除細動器）とは，高性能の心電図自動解析装置を内蔵した医療機器であり，心室細動（心臓がけいれんしてポンプ作用の機能を失った状態）を解析し，心臓に対して電気ショックを与えることにより正常なリズム

Ⅲ章　安全に取り組むために　105

に戻す機器である。操作は非常に簡単で，機器が音声メッセージにより使用方法を指示してくれるので，それに従って操作すればよい。ただし，電極パッドを貼るときにいくつかの注意すべき内容があるのでまとめておく。

・電極パッドは右前胸部（右鎖骨の下で胸骨の右）と左側胸部（脇の 5 〜 8cm 下）に貼る。
・電極パッドと体表のすきまに空気が入らないよう密着させる。
・水に濡れているときは，よく拭き取ってから電極パッドを貼る。
・貼付剤が貼ってある場合，取り除き薬剤を拭き取ってから電極を貼る。
・心臓ペースメーカーがある場合は，2.5 〜 3cm 程度は離して貼り付ける。
・すぐに外せるようであれば，金属製のアクセサリーも外す。不可能な場合はなるだけ遠ざける。

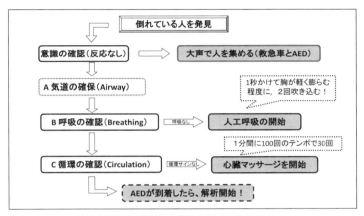

図Ⅲ.3 以前の救急蘇生法の流れ

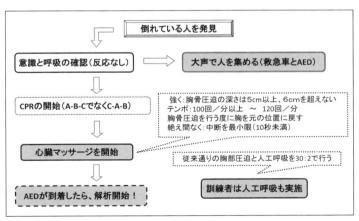

図Ⅲ.4 2015年公表の救急蘇生法の流れ

Ⅲ章 安全に取り組むために 107

❖ 引用・参考文献 ❖

アメリカスポーツ医学会，日本体力医学会体力科学編集委員会監訳 (2006)『運動処方の指針―運動負荷試験と運動プログラム― 原著第7版』南江堂

青木邦男 (2000)「健康指導教室参加高齢者の精神的健康度の変化に関する要因」『体育学研究』45：1-14.

有賀誠司 (2006)『フィットネスインストラクターのための筋力トレーニング研修指導マニュアル』日本プランニングシステム

有吉正博 (1999)『ジョギング・ウォーキング，健康運動指導士養成講習会テキストⅢ』健康・体力づくり事業財団：183-192.

Å strand, P.O. and Rodahl, K. (1970) *Textbook of work physiology*, McGraw-Hill,Inc., USA.

Brozek, J., et al. (1963) Densitometric analysis of body composition：Revision of some quantitative assumptions. *Ann. N.Y. Acad. Sci.*, 110：113-140.

福永哲夫・豊岡史 (2002)『貯筋通帳』ワニマガジン社

福永哲夫他 (2005)『高齢者の筋力トレーニング』健康・体力づくり事業財団

Hayashi, T., Tsumura, K., Suematsu, C., Okada, K., Fujii, S., and Endo, G. (1999) Walking to work and the risk for hypertension in men: The Osaka Health Survey, *Ann. Intern. Med.*, 131 (1)：21-26.

Helmrich, S.P., Ragland, D.R., Leung, R.W., and Paffenbarger, R.S., Jr. (1991) Physical activity and reduced occurrence of non-insulin-dependent disabetes mellitus. *N. Engl. J. Med.*, 325：147-152.

堀居昭 (1999)「トレーニング原理 (2)」『健康運動指導士養成講習会テキストⅢ』健康・体力づくり事業財団：75-93.

片岡邦三 (1999) 肥満判定の原理と問題点，健康運動指導士養成講習会テキストⅡ，健康・体力づくり事業財団：1-15.

加藤雄一郎・川上治・太田壽城 (2006)「高齢期における身体活動と健康長寿」『体力科学』55：191-206.

勝田茂 (1999)「筋と運動 (1)(2)」『健康運動指導士養成講習会テキストⅠ』健康・

体力づくり事業財団：111-134.

川原貴 (1999)「内科的障害 (1)(2)」『健康運動指導士養成講習会テキストⅢ』健康・体力づくり事業財団：333-343.

清岡智 (1991)「トレーニング理論とその実際，日本身体障害者スポーツ協会　身体障害者スポーツのトレーニングに関する調査研究報告書」：85-99.

清岡智 (1993)「運動・スポーツと保健衛生」稲葉裕・高橋華王監修『保健衛生とフィットネス』篠原出版：131-152.

清岡智 (2001)「運動・スポーツを利用した健康処方とその効果」宇土正彦・正木健雄監修『青年の健康と運動』現代教育者：141-145.

清岡智 (2003)「生活習慣病と運動処方—肥満と運動—」『理大科学フォーラム』20 (11)：18-23.

清岡智 (2004)「運動と健康」小澤博・丸山克俊編『体育科学とスポーツ文化』体育教育出版会：82-90.

清岡智 (2004)「トレーニングの実際」小澤博・丸山克俊編『体育科学とスポーツ文化』体育教育出版会：91-113.

清岡智 (2006)「肥満・ダイエット・運動処方」小澤博・丸山克俊編『体育科学とスポーツ文化Ⅱ』体育教育出版会：221-239.

清岡智 (2007)『健康寿命をのばすための運動処方』学文社

清岡智・市村志朗・藤原豊樹 (2009)「健康のデザイン化および運動処方のモデリングに関する検討」『ホリスティックアプローチによる計算科学の新展開 平成 17 年度～平成 21 年度私立大学学術研究高度化推進事業 (学術フロンティア推進事業) 研究成果報告書』

清岡智 (2011)「中高齢者の生活習慣と健康」『理大科学フォーラム』329：13-17.

小林智子 (1997)「間違った減量法にはどんなものがあるか？」徳永勝人編『肥満 Q&A』医薬ジャーナル社：147-149.

小林義雄 (1999)「ストレッチング」『健康運動指導士養成講習会テキストⅢ』健康・体力づくり事業財団：157-181.

厚生労働省 (2016)「平成 26 年国民健康・栄養調査報告」

厚生労働省（2006）「健康づくりのための運動基準2006　〜身体活動・運動・体力〜報告書」

厚生労働省（2006）「健康づくりのための運動指針2006　〜生活習慣病予防のために〜　報告書」

厚生労働省（2013）「健康づくりのための身体活動基準2013，運動基準・運動指針の改定に関する検討会報告書」

久野譜也・坂戸洋子（2004）「高齢者になぜ筋力トレーニングが必要か」『体育の科学』54（9）：712-719.

Larson EB., et al. (2006) Exercise is associated with reduced risk for incident dementia among persons 65 years of age and older, *Ann intern Med.*, 144(2)：73-81.

Laurin D. Verreault R.,et al. (2001) Physical activity and risk of cognitive impairment and dementia in elderly persons, *Arch Neurol*, 58：498-504.

Lexell, J., Taylor, C.C., and Sjostrom, M. (1988) What is the cause of the ageing atrophy? Total number, size and proportion of different fiber types studied in whole vastus lateralis muscle from15- to 83-year-old men, *J. Neurol. Sci.*, 84：275-294.

Lynch, J., Helmrich, S.P., Lakka, T.A., et al. (1996) Moderately intense physical activities and high levels of cardiorespiratory fitness reduce the risk of non-insulin-dependent diabetes mellitus in middle-aged men, *Arch. Intern. Med.*, 156：1307-1314.

Margaria, R. 著，金子公宥訳（1978）『身体運動のエネルギー』ベースボールマガジン社

松澤佑次・井上修二・池田義雄・坂田利家・齊藤康・佐藤祐造・白井厚治・大野誠・宮崎滋・徳永勝人・深川光司・山之内国男・中村正（2000）「新しい肥満の判定と肥満症の診断基準」『肥満研究』6（1）：18-28.

Matsuzawa, Y., Tokunaga, K., Kotani, K., Keno, Y., Kobayashi, T., and Tarui, S. (1990) Simple estimation of ideal body weight from body mass index with the lowest morbidity, *Diabetes Reseach Clin. Pract.*, 10：156-164.

緑川泰史・安部孝（2003）「中高齢者のエネルギー・バランスと体重コントロール」
『体育の科学』53（3）：179-184.

Nakamura et al.（2001）「労働省作業関連疾患総合対策研究班調査」『Jpn Cric J』
65：11-17

中澤公孝（2010）『歩行のニューロリハビリテーション』杏林書院

日本スポーツ心理学会編（1979）『スポーツ心理学概論』不昧堂出版

Paffenbarger, R.S., Jr., Hyde, R.T., Wing, A.L., and Hsieh, C.C.（1986）Physical
activity, all-cause mortality, and longevity of college alumni, *N. Engl. J.
Med.*, 314：605-613.

Rheaume, C., Waib, P.H., Lacourciere, Y., Nadeau, A., and Cleroux, J.（2002）
Effects of mild exercise on insulin sensitivity in hypertensive subjects,
Hypertension, 39：989-995.

Sasaki, H., Kasagi, F., Yamada, M., and Fujita, S.（2007）Grip Strength predicts
cause-specitic mortality in middle-aged and elderly persons. *Am T Med*,
120：337-342.

渋谷健司（2011）『The Lancet：日本特集号「国民皆保険達成から50年」』日本
国際交流センター

下村伊一郎（2002）「代謝異常症候群における脂肪組織の意義」『肥満研究』8：
27-30.

鈴木隆雄（2009）「高齢者の身体特性」『保健の科学』51：148-153.

高橋華王・清岡智（1989）『身体運動の健康学』エース出版事業部

高橋華王・清岡智他（1987）『体育・スポーツ提要』北欧社

高橋華王・高井茂・清岡智（1986）行動体力の生理・生化学，エース出版事業部

田中宏暁（2003）「楽な運動が血圧を下げる―ニコニコペースの運動のすすめ―」
『Sports medicine』49：6-11.

徳永勝人（2006）「メタボリックシンドロームの診断基準について」『Sportsmedicine』
18（1）：6-11.

東京都立大学体力標準値研究会（2000）『新・日本人の体力標準値2000』不昧堂
出版

Urata, H., Tanabe, Y., Kiyonaga, A., Ikeda, M., Tanaka, H., Shindo, M., and Arakawa, K. (1987) Antihypertensive and volume-depleting effects of mid exercise on essential hypertension, *Hypertension*, 9：245-252.

山口太一・石井好二郎 (2005)「ストレッチングの方法と効果」『からだの科学』245：24-31.

安永明智・谷口幸一・徳永幹雄 (2002)「高齢者の主観的幸福感に及ぼす運動習慣の影響」『体育学研究』47：173-183.

日本体育協会 (2006)『スポーツ活動中の熱中症予防ガイドブック』

[著者紹介]

清岡　智（きよおか　さとる）

現　　職　東京理科大学理工学部体育研究室教授
1957 年　2 月（高知県）生まれ
1979 年　東京理科大学理工学部機械工学科　卒業
1982 年　日本大学大学院文学研究科体育学専攻　修了
1982 ～ 1986 年　国立職業リハビリテーションセンター　非常勤講師
1986 年　東京理科大学　勤務（現在に至る）
資　　格　上級障がい者スポーツ指導員【（公財）日本障がい者スポーツ協会公認】
　　　　　車椅子バスケットボール日本公認終身審判員
　　　　　健康科学アドバイザー【（一財）日本体力医学会認定】
　　　　　健康運動指導士【（公財）健康・体力づくり事業財団認定】
著　　書　『身体運動の健康学』（共著）エース出版
　　　　　『運動・スポーツと保健衛生』（共著）篠原出版
　　　　　『青年の健康と運動』（共著）現代教育社
　　　　　『健康スポーツ指導教本　体育科学とスポーツ文化』（共著）体育教育出
　　　　　　版会
　　　　　『健康寿命をのばすための運動処方』学文社　など

健康寿命を延ばすためのひと工夫

2018年 1 月20日　第一版第一刷発行

著　者　清岡　　智

発行者　田中　千津子

発行所　株式
　　　　会社　学 文 社

〒153-0064　東京都目黒区下目黒 3 - 6 - 1
電話　03（3715）1501 代
FAX 03（3715）2012
http://www.gakubunsha.com

© Satoru KIYOOKA 2018　Printed in Japan
乱丁・落丁の場合は本社でお取替えします。
定価は売上カード，カバーに表示。

印刷所　新灯印刷

ISBN978-4-7620-2766-6